食べもの通信 ブックレット②

牛乳のここが知りたい

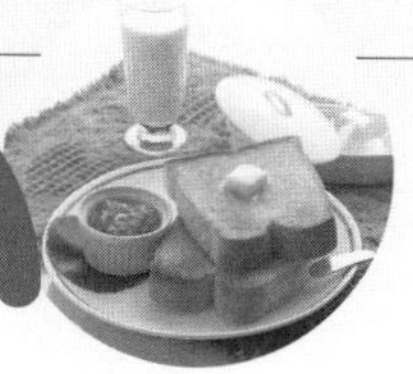

気になる女性ホルモン、がんリスク

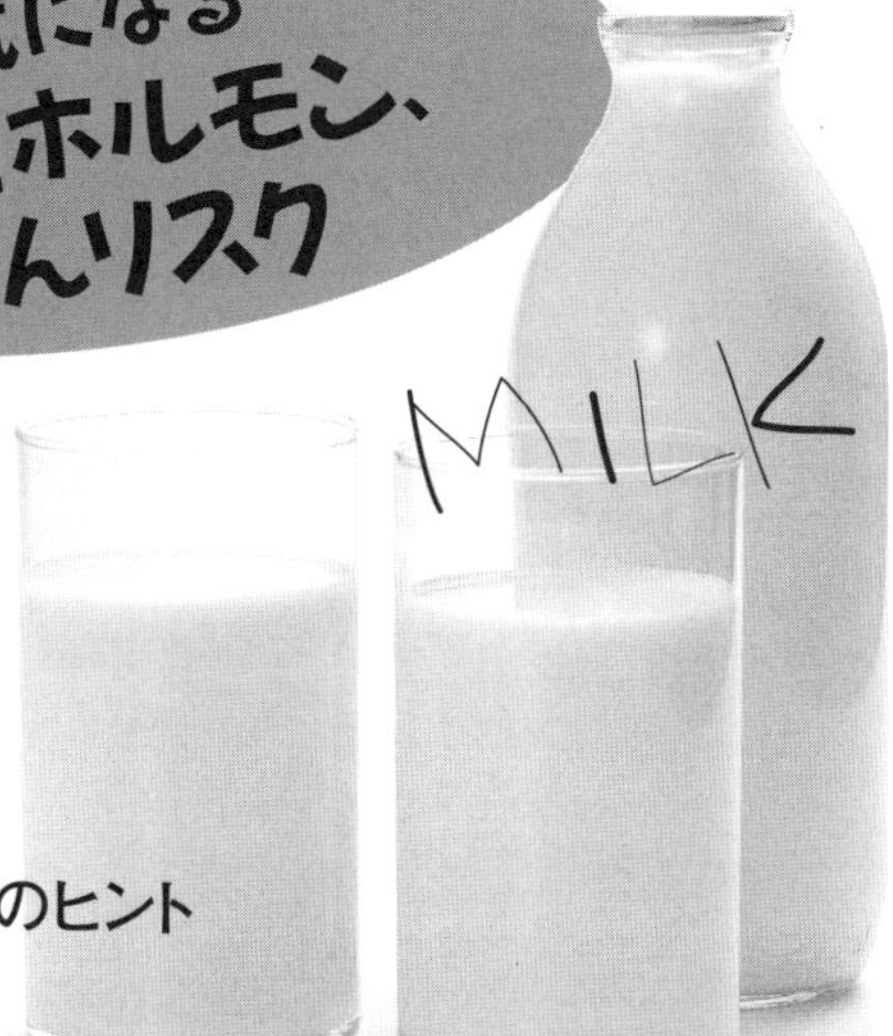

健康を考えた
飲み方・選び方のヒント

家庭栄養研究会［編］

食べもの通信社

読者のみなさまへ

牛乳は飲用のほか、加工食品のヨーグルトやチーズ、乳飲料、菓子類、市販の総菜など、さまざまな食品や料理に使われ、私たちの食生活に深く根付いています。

牛乳は、「完全栄養食品」と呼ばれて、戦後、カルシウムの給源、健康づくりに欠かせない食品として、保育園や学校などの集団給食で、提供されてきました。また、高齢化が進むなかで、骨粗しょう症を予防する食品としても推奨されています。

しかし、子どもの食物アレルギーの原因食物として、牛乳は鶏卵に次いで第2位（約16％）を占めています（「食物アレルギー診療ガイドライン2012」）。

また、日本人は牛乳中の乳糖を消化する酵素をもっていない人が、8割もいるといわれています。

こうしたことから、私たちの会が編集する月刊『食べもの通信』では、牛乳のプラス面とマイナス面を誌面で取り上げ、学校で和食給食に牛乳を付けることへの疑問、体質に合ったとり方やカルシウムを牛乳に頼らない摂取の方法などを提案してきました。

『食べもの通信』（2012年7月号）の特集「ここが心配 学校給食の牛乳」は、大きな反響を呼び、バックナンバー希望者が途切れず、抜き刷りを増刷しながら、みなさまに提供してきました。

本書は、この特集記事に新しい情報を加筆、新たにカルシウムの吸収率比較、学校給食で牛乳を献立から外す試み、完全自然放牧の牧場を取材した記事などを書き下ろし、大幅な改訂をおこなったものです。

いま、とりわけ問題なのは、市販牛乳に女性ホルモンが含まれていることです。現在の酪農では、そのほとんどが、妊娠中の牛からも搾乳しているためです。内閣府の食品安全委員会では、「牛乳中の女性ホルモンは問題ない」と報告していますが、子どもたちの成長発達過程での影響や乳がんの増加との関係は、見過ごせない問題だと私たちは考えています。

ところが、マスコミなどではスポンサーへの配慮からか、牛乳の問題を取り上げていません。

子どもの健康を願う保護者や保育・教育・医療関係者、酪農生産者、それぞれの立場の相互理解を深め、子どもの健康を守るために知恵を出し合い、本書が牛乳についての論議のきっかけになることを願っております。

家庭栄養研究会

２０１７年２月

もくじ

●装幀＝守谷義明／●イラスト＝Shima.／チブカマミ／●組版＝GALLAP／プロート

1

日本人の体質になじみにくい牛乳

人類の歴史から考える 牛の乳との付き合い方

かくたこども&アレルギークリニック院長

角田和彦

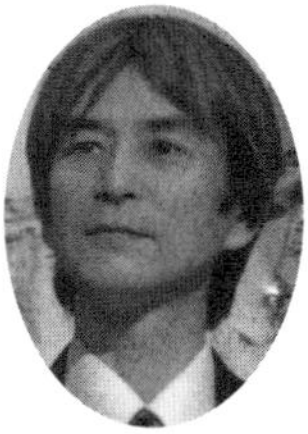

プロフィール◉角田和彦（かくたかずひこ）：東北大学医学部卒業。専門は臨床環境医学、アレルギー。かくたこども＆アレルギークリニック院長（宮城県多賀城市）。「生活環境と病気」「生活環境と子どもの成長・発達」をテーマに診療。おとなも含めてアトピー性皮膚炎、アレルギー疾患、化学物質過敏症関連の治療をおこなっている。

異種の動物の乳を飲む不自然さ

哺乳動物は進化の過程で、生まれた子どもにより効率的に栄養を与えるために、母乳を生み出しました。その動物が常食する食物を親が食べ、吸収に最適な形である母乳に変えて子に与える仕組みを獲得しました。

母乳の中には、乳児しか消化できない乳糖が含まれ、子は乳糖を消化して発育に必要なエネルギーを得ます。乳糖を分解する酵素の活性は、年齢とともに減るため（図❶）、乳児期以外は母乳を飲むことができなくなります。また、母乳の組成は動物ごとに異なっており、異種の子は飲むことができません。

したがって、牛の母乳である牛乳を飲んで健康に発育するのは、牛の乳児だけです。成長した牛や、牛以外の動物が牛乳を食料にすることは、自然界ではありえないのです。

図❶ ヒトの成長にともなう消化酵素活性の変化

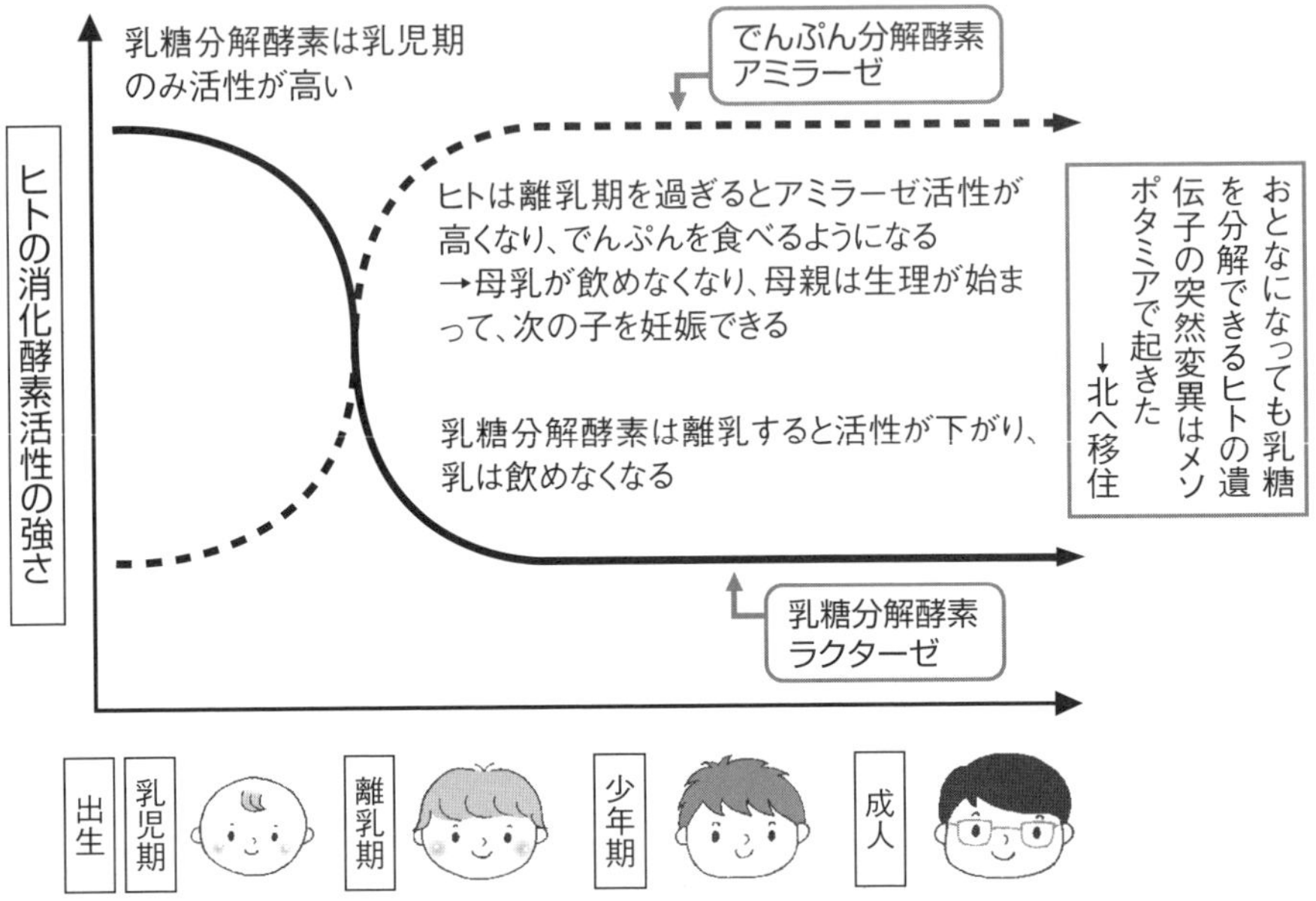

『食と健康を地理からみると』島田彰夫著（農文協）より

突然変異で乳糖分解酵素が活性化

人間の体は、でんぷんを消化してエネルギーを得るようになっています。米、麦などの穀物、芋類、豆類、木の実、野菜、果物などが主なエネルギー源です。

日本人の食は、長い間この本来の食べ方に近い食べ方を守ってきました。

人類は、その高い英知と適応能力によって、アフリカを出て北へ移住していきました。気温が低くなると、野菜や稲は育たなくなるので、寒い環境でも育つ麦が主食になりました。

麦を育てるためには休耕が必

図❷ 健康な成人における乳糖不耐の割合

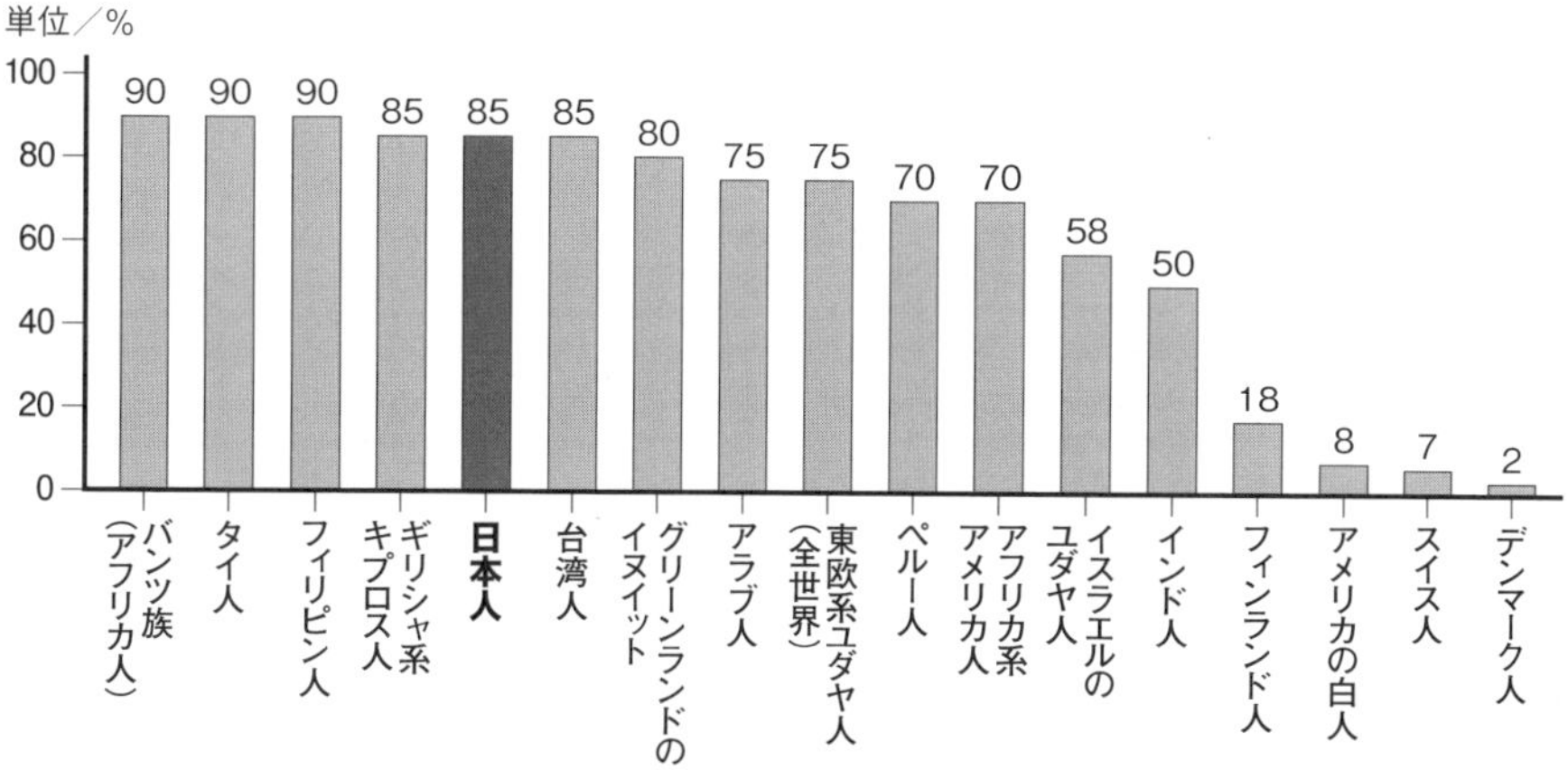

『牛乳には危険がいっぱい?』（フランク・オスキー著、弓場隆〔訳〕、東洋経済新聞社）を参考に家栄研編集委員会が作成

要で、休耕の間に生える草を食べて育つ牛の肉が、エネルギー源として利用されるようになりました。

あるときメソポタミアの地で、成人になっても乳糖分解酵素を維持することができる人類が突然変異で生まれ、牛乳の乳糖をエネルギー源として利用できるようになりました。そして、ヨーロッパで人口が増加していったのです。

ただし、日本人の8割以上は、乳糖分解酵素の活性が低いため、牛乳の乳糖を分解することができません。牛乳を多く飲むと下痢をすることを乳糖不耐《にゅうとうふたい》といいますが、これは正常なヒト（成人）の姿です。

ところが、図❷のように、ヨーロッパでは、北に行くほど乳糖不耐の人の割合は低くなり、北ヨーロッパでは、ほとんどの人が乳糖を分解できる酵素をもっています。

つまり、日本人とヨーロッパの人たちとは消化機能が異なっているのです。

乳糖不耐の人が乳糖を多量に摂取すると、乳糖からエネルギーを得ることができないだけでなく、下痢を誘発して消化機能が低下し、カルシウムなどほかの栄養素の吸収も悪くなるおそれがあります。

日本人は牛乳からではなく、野菜類や豆類から必要なカルシウムを得ることが当たり前の正しい食べ方です（カルシウムの吸収については41～45ページ参照）。

牛乳中の女性ホルモンがアレルギー反応を増幅

今、日本で市販されている牛乳には、女性ホルモンが多く含まれています（29～33ページ参照）。これは、妊娠中の乳牛から搾乳《さくにゅう》されているためです。つまり、牛乳を飲んでいる子どもたちは、思春期前から女性ホルモンの影響を受けながら思春期を迎えるわけです。

米国食品医薬品局（ＦＤＡ）は、食品からの性ホルモンの摂取量を体内での生産量の１％未満にするように勧告しています。

ところが、牛乳摂取量と牛乳に含まれる女性ホルモン量（山梨大学名誉教授・佐藤章夫氏の報告、４章参照）は、子どもたちの女性ホルモン生産量から計算すると、現在の日本の子どもたちは、７～14歳の男児で１日の生産量の約14％、女児では約７・９％のプロゲステロン（女性ホルモンである黄体ホルモン）を乳製品から摂取しています。

また、エストラジオール、エストロンなどのエストロゲン（女性ホルモンである卵胞ホル

図❸　乳製品から摂取する女性ホルモンの割合は男児（7〜14歳）のほうが高くなる

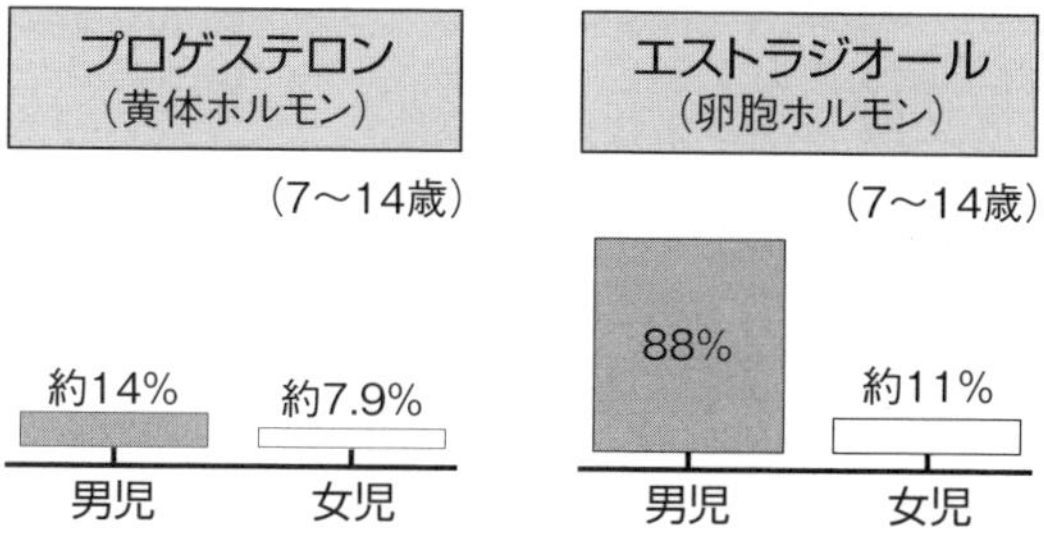

図中のパーセンタイルは子ども自身が産出する
女性ホルモン量に対する比率

モン）も、子どもたちは牛乳から摂取しています。エストラジオールでは、男児は1日の生産量の約88％、女児は約11％を牛乳から摂取しています（図❸）。同時に、その約４倍のエストロンも摂取しています。

　女性ホルモンの作用は、遺伝子が自分の遺伝子とは異なる胎児を長期間子宮内に留めておくという、哺乳動物特有の出産方法を維持するために必要です。しかし、女性ホルモンは次に述べるような理由で、アレルギー反応を増強させます。

　アレルギー疾患をもっている成人女性が、月経周期や妊娠によってアレルギー症状が改善したり、悪化したりすることは、実際の治療でもよく経験します。女性ホルモンの分泌が開始され、身長が急激に伸びる時期に、子どものアレルギー疾患の悪化が起きやすくなります。

　また、女性ホルモンの種類や量によって、アレルギー症状が悪化するか改善するかが変わります。アレルギーは、有害な物質が体内に入り込むことを阻止する防衛反応です。胎児を体内で育てる必要がある女性にとっては、胎児を有害物質から守るために、アレルギー反応が必須です。また、原始的な免疫を抑え妊娠を継続するためにも、アレルギー的な免疫が必要になります。

アレルギー反応は、進化の過程で哺乳動物が獲得した高度な防衛反応です。子どもたちがアレルギーを起こしやすい食品を詳しく調べると、そのなかには体に悪影響を及ぼす有害な物質が含まれています。

牛乳もその一つで、牛乳にはさまざまな化学物質が含まれています。牛乳でアレルギーを起こしやすいということは、牛乳が人には適していないことを示唆しています。

牛乳摂取でヨーロッパの人たちにもアレルギーが

近年、乳製品が生存に不可欠であったヨーロッパの人たちのなかにも、牛乳アレルギーが増加しつつあります。

生のたんぱくを多量に摂取すると、アレルギーを起こしやすくなりますが、たんぱく質を変性（消化、加熱、発酵）させた食品に加工することで、アレルギーを起こしにくい状態（免疫寛容）になります。日本では、米をみそ・みりん・酢・酒などにし、小麦はしょうゆ、大豆はしょうゆ、みそなどの発酵食品にしていますが、これによって、アレルギーが起こりにくくなっています。

ヨーロッパでは、古来から牛乳を発酵させたチーズがあり、牛乳のアレルギーを抑制してきたと考えられます。ところが、近年になって冷蔵技術が進歩し、多くの人たちが生の牛乳を大量に飲み始め、このことがアレルギーを増加させている一因と思われます。

２０１４年、スウェーデンで、牛乳摂取量の多い人は、少ない人と比べて寿命が短く、女性では骨折が増えるとの調査結果が報告されました。この調査は、39～74歳の女性6万1000人を対象にした約20年にわたる観察記録と、45～79歳の男性４万５０００人以上を対象にした11年間の観察記録に基づいた、長期かつ大規模な調査でした。

この調査から、北に移住した人類が生き残るために獲得した乳糖分解酵素の保持が、体に負担を与えている可能性が浮き彫りになりました。とくに発酵乳製品の摂取量と女性の死亡率や骨折頻度が関連していることが明らかになりました。

汚染のない日本古来の食材が必要

戦後の食料不足のなかで、アメリカの余剰小麦と脱脂粉乳で学校給食が始まりました。脱脂粉乳は卵胞ホルモンを含有していますが、乳脂が除かれているため乳脂に含まれている黄体ホルモンやトランス脂肪酸が除かれていました。

有害なトランス脂肪酸は細胞膜に入り込み、細胞の機能を低下させ、血管障害や神経障害を誘発し、アレルギーの悪化、虚血性疾患、認知症、糖尿病、発達障害などを起こすと考えられています。

その後、学校給食の脱脂粉乳は中止され、牛乳に変わりました。牛乳には卵胞ホルモンと同時に、黄体ホルモンやトランス脂肪酸が含まれています。この牛乳によって、アレルギーが増加した可能性があります。牛乳には、すでに使用が禁止された塩素系殺虫剤やPCB、副産物としてのダイオキシンなどの汚染物質がいまだに含まれています。

もともと学校給食は、日本の古来の食であるご飯とみそ汁で始まりました。ご飯とみそ汁の給食に戻せば、子どもたちのアレルギーや心臓血管障害などの生活習慣病の増加は、低減するかもしれません。

子どもたちに必要な栄養は、牛乳ではなく、汚染されていない野菜や果物、穀物、豆類で摂取したいものです。

図❹ こんなに多い、牛乳の組成と健康影響の実態

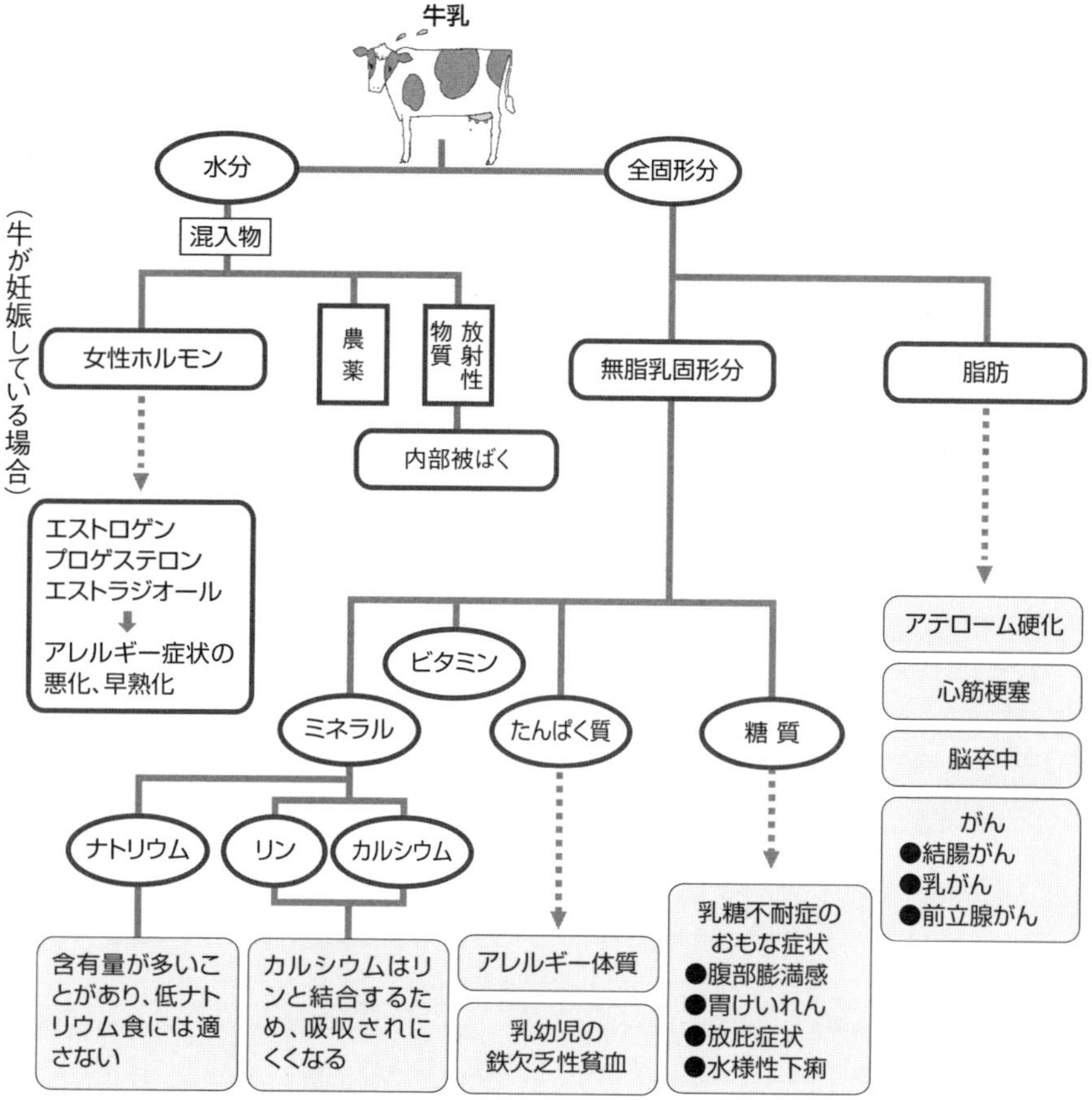

『牛乳には危険がいっぱい？』（フランク・オスキー著、弓場隆〔訳〕、東洋経済新聞社）を参考に家栄研編集委員会が作成

2

最近の牛乳アレルギーの特徴
1～3歳に目立つ即時型症状

おおた小児科・アレルギー科クリニック院長　太田展生

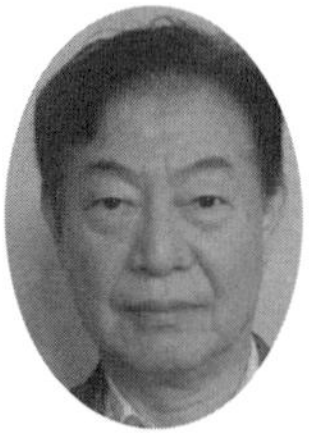

プロフィール◉太田展生（おおたのぶお）：1948年、香川県丸亀市生まれ。横浜市立大学医学部卒業。高松平和病院副院長兼小児科部長を経て、2001年、おおた小児科・アレルギー科クリニック開院（香川県高松市）。日本アレルギー学会および日本小児科学会認定専門医。日本アレルギー学会功労会員。

1990年ごろのバブル期に、アレルギーを発症する人が急増しました。現在も少しずつ増え続けていますが、最近では、花粉症とペットアレルギーの増加が目立ちます。重症のアトピー性皮膚炎は減ってきていますが、卵・牛乳・小麦のほかに果物やナッツ類による食物アレルギーが増えています。また、口腔アレルギー症候群[*1]やアナフィラキシー[*2]など、即時型のアレルギーも増えています。

卵の次に多い牛乳アレルギー

牛乳アレルギーの発症率は、国民平均で1～5%と推定され、小麦アレルギーとほぼ同じ発症率と言われています。

図❶のグラフは、アレルギーの原因食物（アレルゲン）が牛乳であることを示したデータです。1歳から3歳までの牛乳アレルギーの陽性率が高いのですが、小学生になっても陽性

＊1：口腔アレルギー症候群：果物、野菜、ナッツなどを食べた時に口の中や周辺のしびれ、顔面の腫れ、呼吸困難の症状が出る。

＊2：アナフィラキシー：急性の全身性で重度なⅠ型アレルギー反応。ごくわずかなアレルゲンの接触や吸入で生死に関わるアナフィラキシーショックを引き起こすことがある。

図❶ 牛乳アレルギーが子どもたちに多発 ―食物特異 IgE 抗体の頻度
（アトピー性皮膚炎の患者）

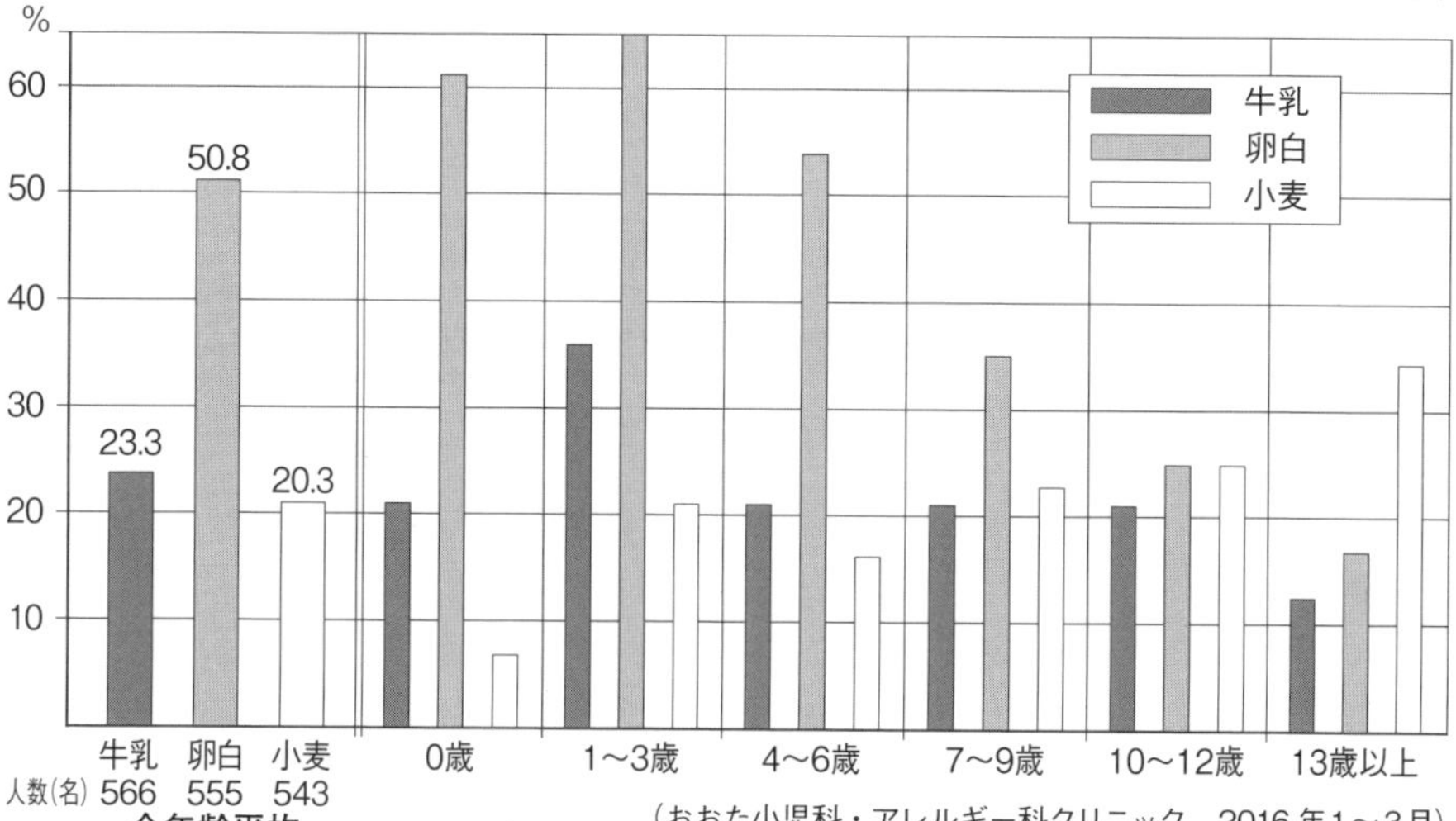

（おおた小児科・アレルギー科クリニック　2016 年1～3月）

者が相当数います。

図❷、表❶は、年齢別の食物アレルギーの有病率ですが、年齢とともに下がっていく傾向があります。即時型アレルギーを起こした食物の頻度で、6歳までは牛乳が2番目になっています。7歳ごろになると、牛乳を除去する必要がないケースが出てきますが、油断しないほうがよいでしょう。

口や皮膚から侵入、1～2日後に発症する場合も

牛乳アレルギーは、牛乳のたんぱく質(カゼインなど)が口や皮膚から侵入し、免疫を司るIgE抗体やリンパ球と出合うと、アレルギー担当細胞が反応してヒスタミンなどの伝達物質を出します。それによって、湿疹などさまざまな症状が

図❷　食物アレルギーの有病率（年齢別）

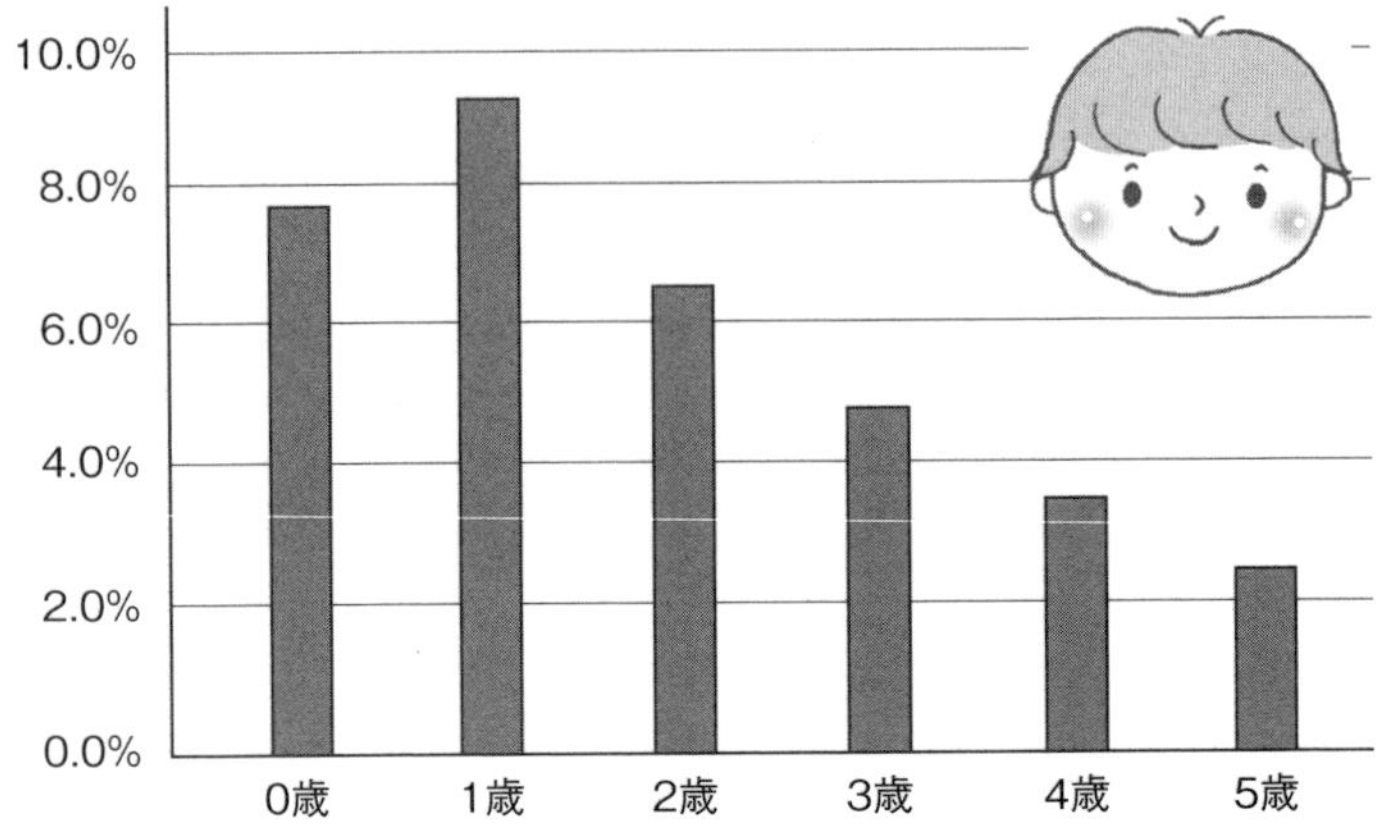

「保育所における食物アレルギーに関する全国調査」（日本保育園保健協議会　2009 年）より引用

表❶　即時型アレルギーの原因食品　0～6歳は牛乳が2位

年齢群	0歳	1歳	2～3歳	4～6歳	7～19歳	20歳以上	合計
症例数	1270	699	594	454	499	366	3882
第1位	鶏卵 62.1%	鶏卵 44.6%	鶏卵 30.1%	鶏卵 23.3%	甲殻類 16.0%	甲殻類 18.0%	鶏卵 38.3%
第2位	牛乳 20.1%	牛乳 15.9%	牛乳 19.7%	牛乳 18.5%	鶏卵 15.2%	小麦 14.8%	牛乳 15.9%
第3位	小麦 7.1%	小麦 7.0%	小麦 7.7%	甲殻類 9.0%	ソバ 10.8%	果物類 12.8%	小麦 8.0%
第4位	—	魚卵 6.7%	ピーナツ 5.2%	果物類 8.8%	小麦 9.6%	魚類 11.2%	甲殻類 6.2%
第5位	—	—	甲殻類 果物類 5.1%	ピーナツ 6.2%	果物類 9.0%	ソバ 7.1%	果物類 6.0%
第6位	—	—		ソバ 5.9%	牛乳 8.2%	鶏卵 6.6%	ソバ 4.6%
第7位	—	—	—	小麦 5.3%	魚類 7.4%	—	魚類 4.4%

＊各年齢群において5％以上占めるものを記載している。

「食物アレルギー診療ガイドライン 2012」（日本小児アレルギー学会食物アレルギー委員会）より引用

現れます。このうち、IgE抗体が関与して2時間以内に発症するのが即時型アレルギーで、IgE抗体が関与せず、1日か2日後に反応が出るものを遅延型（非即時型）アレルギーと呼んでいます（表❷）。

●即時型アレルギーの症状

牛乳アレルギーの場合、発症が確認しやすいこともあり、即時型が多くみられます。じんましんや急性湿疹、ぜん息、腹痛、おう吐などの症状が現れ、重篤なアナフィラキシー症状を起こすことがあります。

●遅延型アレルギーの症状

IgE抗体が関与せず、1日か2日後に反応が出ます。最近、注目されているのが、1歳未満の新生児・乳児消化管アレルギーと、年長児に多い好酸球性《こうさんきゅうせい》胃腸炎です。

好酸球は白血球の一種で、アレルギー症状が出ていると増加します。胃腸に炎症を引き起こし、しつこい下痢やおう吐、血便などを起こします。こうした症状が現れた場合は、専門家への受診が必要です。遅延型アレルギーの症状として、自律神経失調症や精神症状、発育障害

表❷　牛乳アレルギーの症状

①即時型アレルギー反応によるもの	②遅延型（非即時型）アレルギー反応によるもの
アナフィラキシー、じんましん、血管性浮腫、アトピー性皮膚炎、湿疹、急性胃腸炎、好酸球性胃腸炎、腹痛、ぜん息、ぜん息発作、咽頭炎、結腸炎、鼻炎、頭痛など	新生児・乳児消化管アレルギー、好酸球性胃腸炎、便秘、アトピー性皮膚炎、慢性じんましん、湿疹、頭痛、めまいなどの自律神経症状、イライラや不安などの精神症状、血圧変動、筋肉痛など

が現れることもあります。

なお、乳糖不耐症[*3]という乳製品による消化不良症状を起こす人がいますが、これはアレルギー反応とは別のメカニズムに起こるものです。

即時型と遅延型で違う検査法

アレルギー検査には、血液検査と皮膚テストがあります。

即時型アレルギーの血液検査では、牛乳の特異ＩｇＥ抗体の量を調べる検査やヒスタミン遊離試験[*4]を実施します。

遅延型では、別の血液検査[*5]や、皮膚では牛乳のパッチテストがおこなわれますが、最終確定は、牛乳成分を食べさせて症状をみる負荷試験で判定します。

治療はまず牛乳成分の除去が基本

①授乳中はママの食事も乳製品を除去

牛乳成分（牛乳、乳製品を含む食品）の除去が基本です。乳児の場合、母親の食事からも牛乳成分を除去して母乳を与えるのがもっとも望ましいでしょう。粉ミルクを与えるなら、症状に応じて各種の牛乳アレルギー専用のミルクから選択します。なお、アレルギー専用ミルクはビオチンなどが不足しますので、離乳食での補給が必要です。

症状の強い場合やアナフィラキシーの可能性がある場合は、除去食でもヨーグルトなど

＊３：乳糖不耐症：牛乳中の乳糖（ラクトース）の消化酵素（ラクターゼ）がない人が、乳製品をとると消化不良や下痢などの症状が出る。
＊４：ヒスタミン遊離試験：血液とアレルゲンを試験管に入れ、放出されるヒスタミン量を調べる。
＊５：リンパ球刺激試験：血液からリンパ球を分離して、アレルゲンと反応させる検査。

の二次製品を含めて、牛乳成分の完全除去が必要です。また、牛乳成分の入った薬があるので、服薬のさいには医師、薬剤師に確認しましょう。

一方、牛乳はダメでも、チーズやヨーグルトなら食べられる子どもがときどきいます。除去食の継続は、検査や負荷試験で確認しながらおこないます。

②補助的に投薬と注射

アレルギー薬のインタールや抗ヒスタミン剤を服用することがあります。症状のひどいときはステロイド剤の投与、アナフィラキシーが起こったときはエピペン*6を含め、アドレナリンの注射が必要です。

また、少量ずつ食べて耐性をつくる経口免疫療法があります。この治療法は、症状誘発のおそれもあり、専門病院の医師と相談しておこないます。

③アレルギー体質は乳製品を控えめに

両親に牛乳アレルギーをはじめとするアレルギー体質がある場合は、牛乳製品の摂取を控えめにすることが必要です。また、牛乳成分を含む石けんやローションも避けるほうが賢明です。

牛乳アレルギーは、乳製品の適切な除去治療を継続すると、数年で耐性ができて症状が出なくなります。検査の数値が改善すれば、乳製品を食べることができるようになります。

＊6：エピペン：アナフィラキシーの症状を緩和するために、自分で注射する緊急の補助治療剤。

3

乳製品の除去で発達障害が改善

不消化の乳たんぱく質で脳のトラブル

ブルークリニック青山院長・医学博士　内藤眞禮生

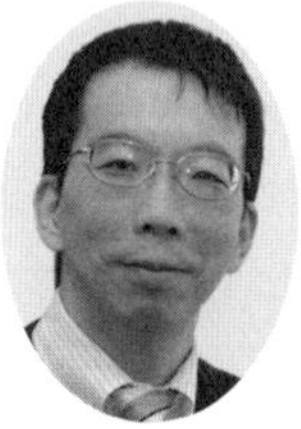

プロフィール◉内藤眞禮生（ないとうまれお）：医師・医学博士。1961 年東京生まれ。メルボルン大学医学部研究主任、総合病院内科部長を経て 2010 年、統合医学、酵素栄養学などの長年の研究の成果を活かした「ブルークリニック青山」を開設。日本内科学会認定内科専門医、日本東洋医学会認定漢方専門医。

脳神経の代謝障害を治すのは腸内環境が要《かなめ》

近年、子どもたちに自閉症、ＡＤＨＤ（注意欠陥多動性障害）、学習障害といった脳の発達障害が急増し、抗精神薬の投与が増えています。私が薬物によらない治療をするきっかけになったのは、食事療法で腸内環境を良くすることで、発達障害の改善が見られたためでした。この3年間で２００人以上の子どもたちを診察し、６〜７割の子どもたちが、通常２〜3年で良い方向に向かっています。

私は小児の発達障害を、「脳神経の代謝障害」ととらえています。代謝を解析して、そこを治していくことで、症状が改善することが多いのです。

発達障害は、遺伝因子のほか、環境因子として重金属、化学物質などの毒素の影響、腸内細菌の状態や腸の透過性亢進、腸の炎症など、さまざまな因子が関与します。毒素の最たるものは重金属、とくに水銀や鉛です。これらの重金属は、血液脳関門を越えて脳に侵入します。

「腸は第二の脳」と言われています。知性や理解力は確かに脳の働きそのものですが、感情や感性は腸に宿り、腸内環境は気分・感情・人格・記憶・学習などの脳の働きに大きく関与しているのです。

たんぱく質の不消化物「ペプチド」が腸内を荒らす

体の免疫力の約80％は、腸に由来します。ある食物がその人に免疫的に適するかどうかは、食物に含まれるたんぱく質が合うか合わないかがポイントなのです。

腸内環境が良くないと、たんぱく質の分解がスムーズにおこなわれず、不消化たんぱく（ペプチドという）が多くできてしまい、これが腸を荒らして炎症を起こすのです。

次ページ図❶をご覧ください。このような状態をリーキーガット症候群*（腸漏れ体質）と呼びますが、今、おとなにも子どもにも急増しています。各種アレルギー疾患、潰瘍《かいよう》性大腸炎、膠原病《こうげんびょう》、自閉症やうつなどの精神疾患等、さまざまな病気の根本原因になるのです（参照『小麦が起こす現代病』（白澤卓二監修、食べもの通信社）。

*リーキーガット症候群：消化管である小腸粘膜から血管への物質の通過性が増す現象。

発達障害児に不足する牛乳や小麦のたんぱく消化酵素

この不消化たんぱく（ペプチド）は、腸壁を通過して血液の中に入り、脳にも到達することが大きな問題です。とくに牛乳のたんぱく質（カゼイン）と小麦のたんぱく質（グルテン）からできる不消化たんぱくは、体内で麻薬のモルヒネ様の働きをするため、多動になったり

図❶　悪玉菌や水銀で増える不消化たんぱくが腸を荒らす

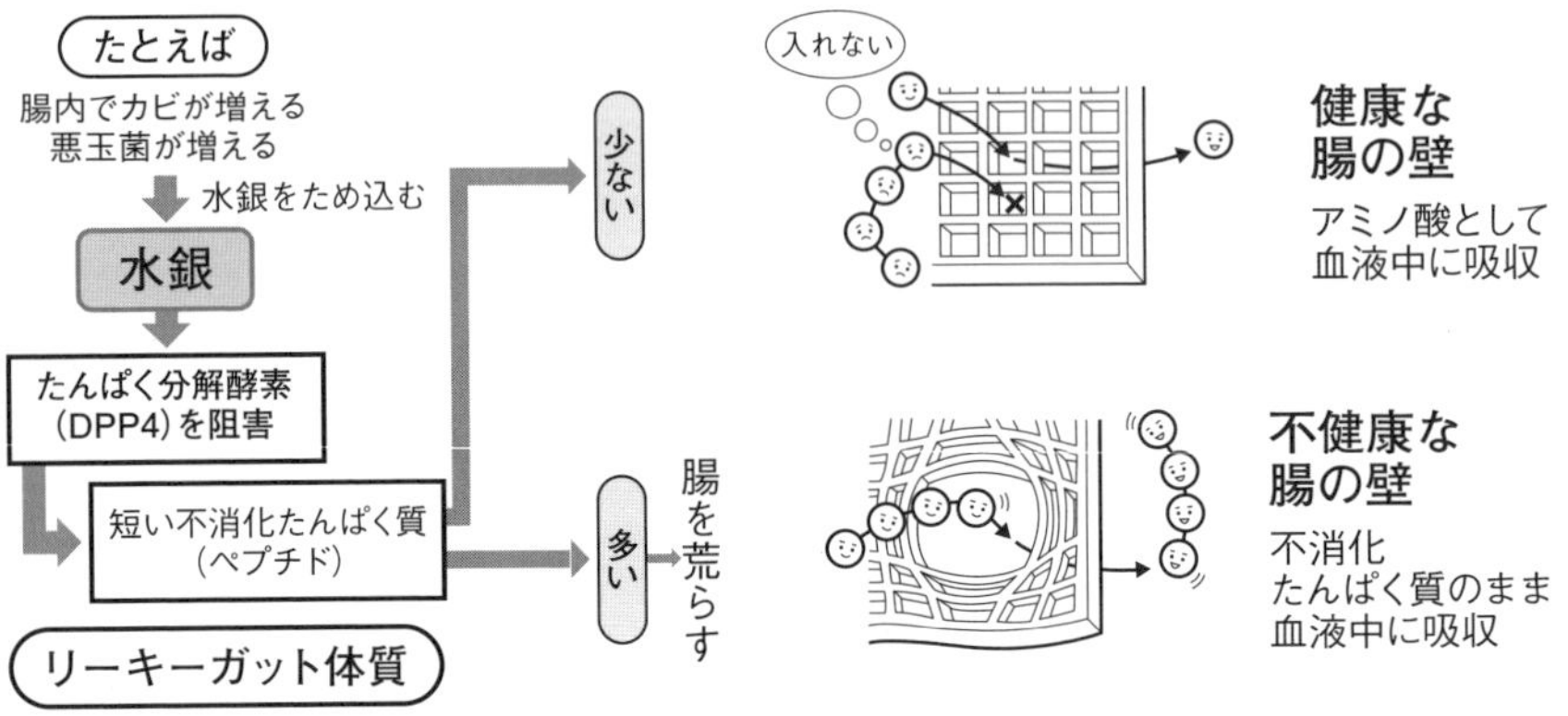

暴れたり、眠くなったり、同じ食品を食べ続けたりする行動が現れることがあります。

自閉症や多動症の子どもには、不消化たんぱくを分解する酵素（ＤＰＰ４酵素）が遺伝的に不足しているといわれています。

たんぱく質が過剰になると、腸内で腐りやすくなるので、十分消化させることが必要です。とくに不消化たんぱくには粘着性があり、血液に入ると赤血球同士を結合させて、血液の流れを妨げます（図❷）。

不消化たんぱくの影響を調べるには、遅延型のアレルギー検査（ＩｇＧおよびＩｇＡ抗体の検査）をおこないます。自閉症、多動症の子どもの約９割に、この遅延型アレルギー検査で陽性の判定が出ています（図❸）。

陽性反応が出る食物は、腸に炎症を起こし、血流にも悪影響を及ぼすのです。

図❷　血液に不消化たんぱくが入るとドロドロに

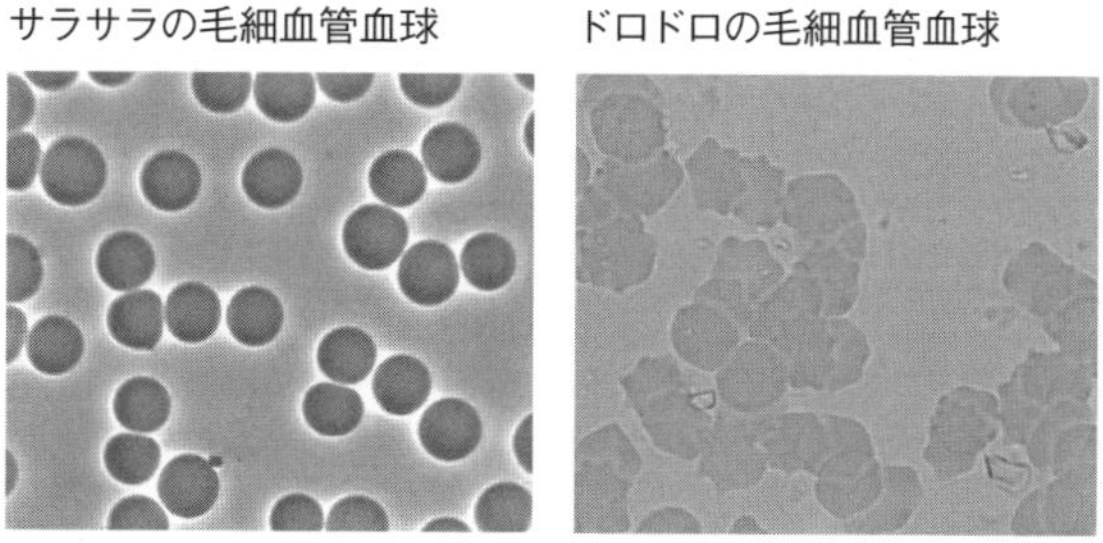

図❸　遅延型食物アレルギー検査結果陽性判定が出た子の例
（カゼイン、乳製品に反応が出ている）

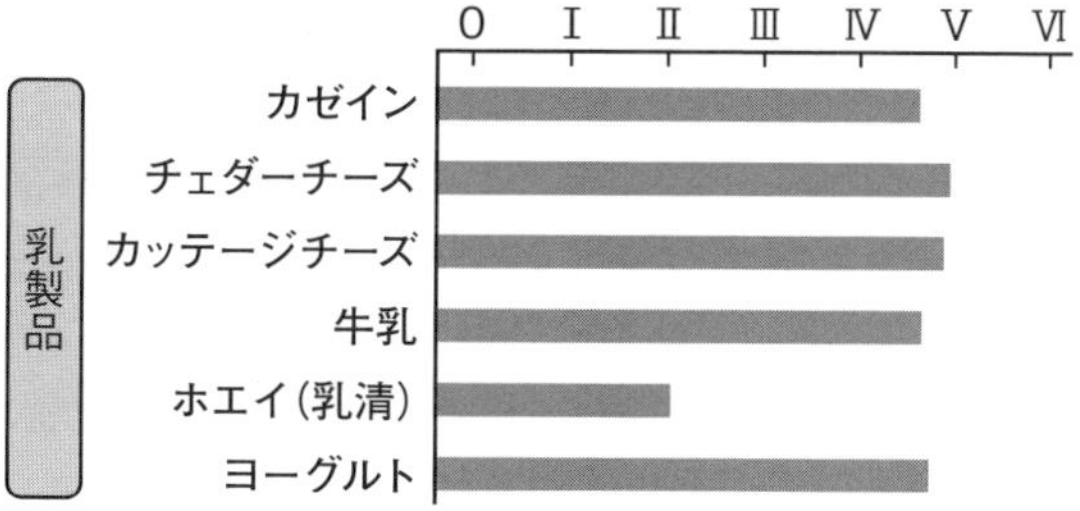

腸に炎症を起こしやすい乳製品と小麦

　腸がとくに炎症を起こしやすい原因は、牛乳のカゼインと小麦のグルテンです。つまり、腸に影響を与える食品は、乳製品と小麦製品だと考えられています。牛乳は低温殺菌といえども60度以上で殺菌されるので、酵素の働きは消失し、ホモジナイズ（乳脂肪の均質化）の加工も腸にとってはよくありません。発酵させたチーズやヨーグルトも注意が必要です。

　腸粘膜の働きが低下すると、たんぱく質やアミノ酸の吸収が不十分になります。成長期の子どもがこのような症状を起こすと、成長発育に重大な問題を引き起こします。

　多くの場合、乳製品や小麦製品などを避けて酵素食をとり、有害重金属の排泄をおこなうことで症状は改善していきます。

コラム1

牛乳のたんぱく質カゼインはトラブルを起こしやすい

テニスの世界王者 ノバク・ジョコビチ選手は、小麦のグルテンと乳製品のカゼインを除去した食事に変えて、体調が驚くほどよくなったことが、広く知られるようになりました。

牛乳中のたんぱく質の８割を占めるカゼインについて、葉子クリック院長の内山葉子医師が著書*の中で、以下のように解説しています。

「じつは人間の母乳中にもカゼインが含まれています。しかし、牛乳のカゼインはα（アルファ）型で、母乳のそれはβ（ベータ）型です。α型とβ型では消化するための酵素が違い、人間は牛乳のα型カゼインを消化することができません。

α型カゼインは、モルヒネ様物質をつくる（注：中毒性がある）以外にも、さまざまな害が報告されています。胃液と反応し、カードといわれる乳餅をつくり、粘着力の強いたんぱく質となります。これによって栄養の吸収を妨げます。それによる貧血（鉄吸収不足）、ビタミンやミネラルの吸収不足による食べ過ぎ、肥満、疲労感や無気力を生じさせます。

α型カゼインは消化されにくくアレルゲンとなりやすいため、遅延型アレルギーや全身の炎症、さらには前述した中耳炎を起こしやすく、頭痛や関節リウマチの原因になったりするのです。

牛乳のカルシウムは、このα型カゼインと結合しているため、イオン化していないので、吸収されにくくなっています」

このほか、子どもが学校給食で汁物のほかに牛乳を200cc飲むと、胃腸の中で消化酵素が薄まり、カゼインが不消化になることが懸念されます。給食とは別の時間に飲用することが課題ではないでしょうか。

＊『子どもの病気は食事で治す』（内山葉子著、評言社、2014）

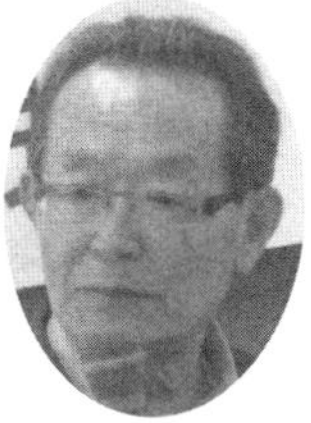

プロフィール◉佐藤章夫（さとうあきお）：1963 年信州大学医学部卒業。1982 年山梨医科大学教授（予防医学）、2002 年山梨医科大学名誉教授。2015 年 12 月急逝。著書『牛乳は子どもによくない』（PHP 新書）、訳書『乳がんと牛乳―がん細胞はなぜ消えたのか』（径書房、ジェイン・プラント）ほか。ウェブサイト「生活習慣病を予防する食生活」http://www.eps1.comlink.ne.jp/~mayus/

4 牛乳中の女性ホルモンの影響
第二次性徴を早め、乳がんにも影響

山梨医科大学名誉教授　佐藤章夫

牛乳は成長ホルモンと女性ホルモンのカクテル

牛乳は、栄養豊富でヒトにとっても健康的な飲みものと考えている方も多いでしょう。しかし牛乳は、たんに栄養分だけではなく、子牛の発育と成長にとって不可欠な細胞分裂と増殖を促すたくさんのホルモンや、ホルモン様の物質を含んでいる生化学的液体（ホルモンカクテル）です。哺乳動物の母体が分泌する乳の元は、血液です。つまり牛乳は、牛の「白い血液」なのです。

生産効率を重視する現代の酪農では、出産後2～3カ月経つと再び人工的に妊娠させ、妊娠している牛からも毎日、ミルク（牛乳）を搾っています（出産60日前まで搾乳）。つまり、年間を通じて300日は人間用の乳を搾るシステムになっています。困ったことに、妊娠中には胎児を維持するために多くの女性ホルモンが分泌され、それが牛乳に大量に含まれることになります。現在の牛乳問題を考えるときのもっとも重要なポイントは、「市販の牛乳の

＊1：秦立強、佐藤章夫ら（山梨医大　第一保健）：ＥＩＡによる牛乳中プロゲステロンの測定．日本衛生学雑誌 57：399.2002

大部分が〝妊娠牛の血液〟である」という点です。

この自然の摂理に背いた年間３００日、1日に30～40ℓもの搾乳によって、牛が妊娠しにくくなり、不妊治療として濃厚なホルモン剤の使用や、受精卵移植がおこなわれることがあります。現代の酪農は、大量に乳を出す乳牛を選択・育種してきたため、女性ホルモンとインスリン様成長因子（ＩＧＦ－１）と呼ばれるホルモンに似た物質の濃度が、以前と比べて高くなっています。

のちほど紹介しますが、牛乳の女性ホルモンと成長因子が、人間の思春期の女子の乳腺細胞の細胞分裂を促すことになります。

一方で、昔ながらの遊牧で牛を飼っているモンゴルでは、自然交配で妊娠し、翌年４～５月に子牛を産みます。子牛は母乳で育っていきます。そして、母牛は、７～８月にかけてまた妊娠して翌年の春、子どもを産むという季節繁殖を繰り返します。

妊娠すると母牛は、子牛を追い払って母乳を与えず、子牛も離乳して草を食べるようになります。遊牧では妊娠している間は乳を搾りません。

そのため、日本の牛乳は、モンゴルと比べて、女性ホルモンの黄体ホルモン（プロゲステロン）を数倍多く含んでいることが、筆者らの調査でわかりました。[＊1]

牛乳中の女性ホルモン作用は環境ホルモンの10万倍

筆者らの調査では、牛乳中の女性ホルモン・硫酸エストロン[＊2]の量は、妊娠していない牛の

＊2：牛乳中の女性ホルモンの一種、卵胞ホルモン（エストロゲン）は主として硫酸エストロンという形で存在する。

＊3：ナノグラム：10億分の1グラム

ものでＯ・03ng（ナノグラム）*3／ml、妊娠1、2カ月では約5倍になり、さらに妊娠後期になると、1ng／mlに増加します。

また、市販牛乳の硫酸エストロン濃度を測定したところ、0・378ng／mlという値でした。現在の日本の前思春期〜思春期の子ども（6〜14歳）の、乳・乳製品の1日平均摂取量300gに換算すると、1日当たりの硫酸エストロン摂取量は、110ngに達します。

前思春期の子どもが1日に産生する女性ホルモンは、40〜100ngであるため、1日に200mlの牛乳パック1本を飲むと、子どもたちは、体内産生量と同等量あるいは、それ以上の女性ホルモンをとり続けていることになります。

12ページのように、アメリカ医薬食品局（FDA）は、食品からの女性ホルモンの許容摂取量を、前思春期の男の子の体内で1日に作

図❶牛乳・乳製品・食肉中のエストロン（卵胞ホルモン）濃度 ng/ml

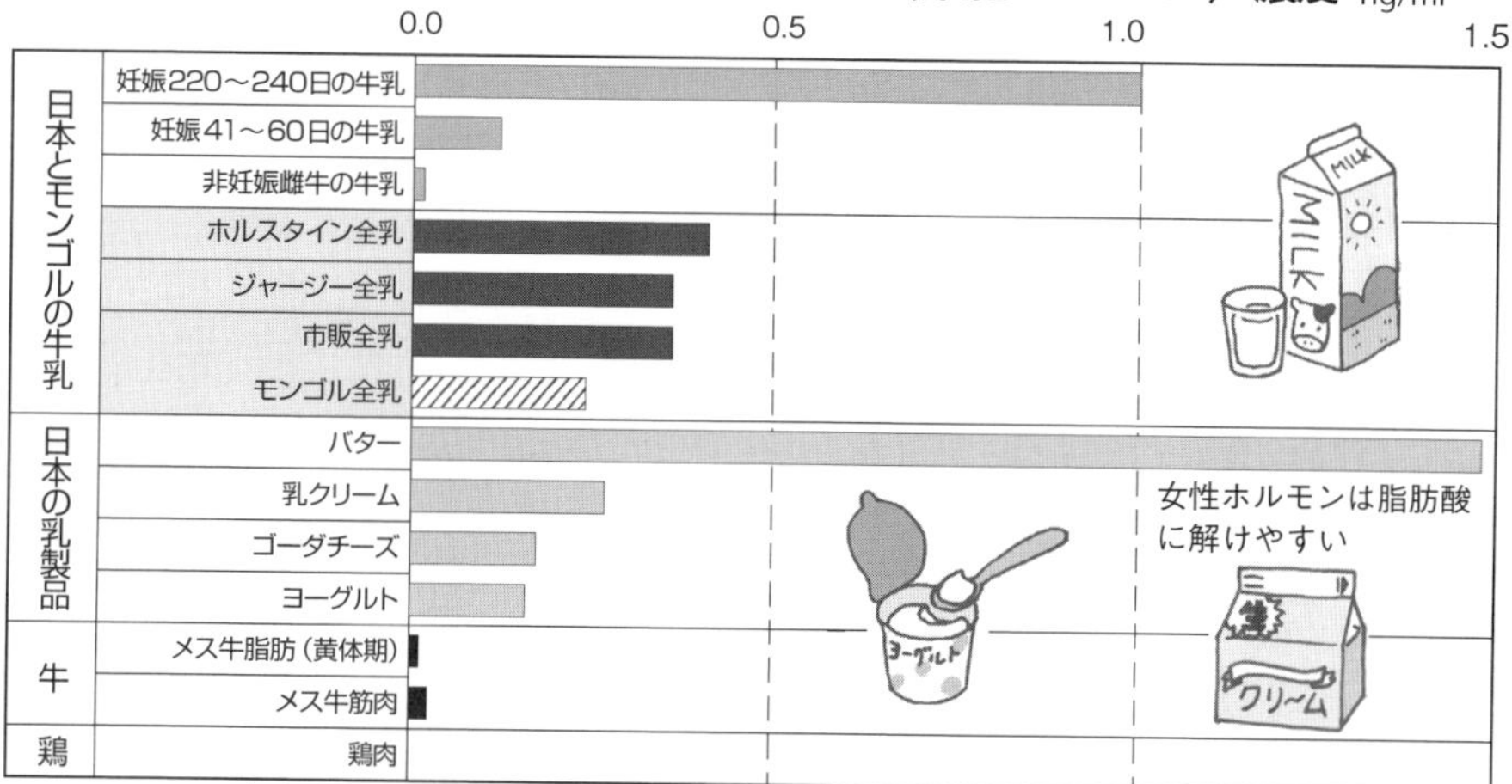

秦立強、佐藤章夫ら（山梨医大第一保健）：日本の市販牛乳と伝統的なモンゴル牛乳中のエストロゲン濃度の比較．日本衛生学雑誌 57:398.2002　より抜粋、改変

られる女性ホルモン量の1％以内と定めています。この基準から見ても、日本の子どもたちは、毎日大量の女性ホルモンを摂取していることになります。

牛乳中の女性ホルモンが、小児に吸収されることを証明した丸山和美氏らの研究があります。[*4] 牛乳を飲んだ後に尿中に排泄されるエストロゲンが増加する現象は、牛乳中のエストロゲンが吸収され、体内をめぐりめぐって腎臓から尿中に排泄されたことの証明になります。

丸山氏らの研究では、7歳3カ月から9歳9カ月の前思春期の子ども7人（男子3人、女子4人）に、単位体表面積当たり600ml（飲用量490〜640ml）の市販牛乳を10分以内に飲ませて、飲用前後に尿中に排泄される女性ホルモン（エストロン、エストラジオール、エストリオール）を測定しています。

すると、尿中に排泄されるエストロン、エストラジオール、エストリオールは、牛乳飲用の1時間後から増加し始めて、4時間以内にピークに達しました。前思春期の子どもへの女性ホルモン作用が懸念されるデータです。

また、市販牛乳にはラットの実験で、子宮を肥大させる作用（女性ホルモン作用）があることが海外から報告されています。また、モンゴルの妊娠していない牛から搾乳された牛乳と比較して、明らかに子宮を肥大させる作用が大きいことが2010年に報告されています。

牛乳中のエストロンは、125〜130度という高温殺菌でも壊れないことが、私たちの実験で明らかになっています。また、牛乳中のエストロンは、ヒトのホルモンと同一で、そのホルモン作用は「環境ホルモン」（外因性内分泌かく乱物質）のおよそ1万倍から10万倍

＊4：Kazumi,M. Kenji,O: Exposure toexogenous estrogen through intake of commercial milk produced from pregnant cows. Pediatrics Internationna152(5).2010

の強さをもっていると考えられています。

思春期に乳腺が発達するのは、女性ホルモンと成長因子（ＩＧＦ－１）が乳腺細胞の分裂・増殖を刺激するからですが、体外から摂取した女性ホルモンと成長因子も同様の働きをします。先ほども紹介したように牛乳には、女性ホルモンと成長因子が過剰に含まれており、牛乳、アイスクリーム、チーズ、バター、ヨーグルトなどの乳製品を大量摂取すると、乳腺細胞の分裂・増殖を助長することになります。

小学５～６年生と中学１年生女子の保護者１３１９人を分析対象にした丸山氏らの調査*5では、12歳代で牛乳の摂取量が多いほど、乳房が発達し、同じく12歳代で「初経（初潮）あり」の女子は、有意に牛乳摂取量が高いことが報告されています。

最近の女子は成長が早く、小学校４～５年生のころから第二次性徴が始まり、身長が急激に伸びます。これと並行して乳腺細胞が猛烈な勢いで分裂と増殖を始めますが、細胞分裂はＤＮＡの複製によっておこなわれますから、急激に分裂・増殖を繰り返すときには、ＤＮＡの変異（複製の誤り）が起こりやすくなります。乳腺細胞の複製の過程でＤＮＡの変異が頻発すると、乳がんの原因になります。思春期に乳製品の多量摂取によって乳がんの原因を作らないように気をつけたいものです。

男子の場合は、女性ホルモンを多量に摂取することで、性腺は正常に発育するのかということが懸念されています。

そもそも牛乳に含まれる成長因子は、子牛の成長を促進するものです。１日に体重が１kg

＊５：丸山和美（山梨大）：牛乳摂取量と思春期小児の身体成熟との関連．科学研究費補助研究成果 .2001

も増える子牛にとって牛乳は完ぺきな栄養食品ですが、人間の赤ちゃんは体重が1kg増えるのに1カ月かかります。人間の乳幼児にとって、果たして適切な食品なのでしょうか。

乳製品の摂取量が多い国ほど乳がん多発

もともと乳がんは、アジアに比べて欧米に圧倒的に多い病気でした。欧米とアジアの食生活に注目すると、もっとも異なるのは「牛乳・乳製品」の摂取量です。

図❸は、国連食糧農業機関（FAO）と国際がん研究機関のデータから、世界各国の牛乳・乳製品の消費量と乳がんの発生率を比較したものです。牛乳・乳製品の消費量が多い欧米では、明らかに乳がんの発生率が高くなっています。

戦後、いち早く乳食文化を取り入れた日本ですが、近年、乳がんの患者が増えています。女性のがん罹患率の1位は乳がんで、死亡率は大腸がんに次いで2位になっています。

図❸　乳・乳製品の消費量が多い国ほど乳がんの発生率も高い

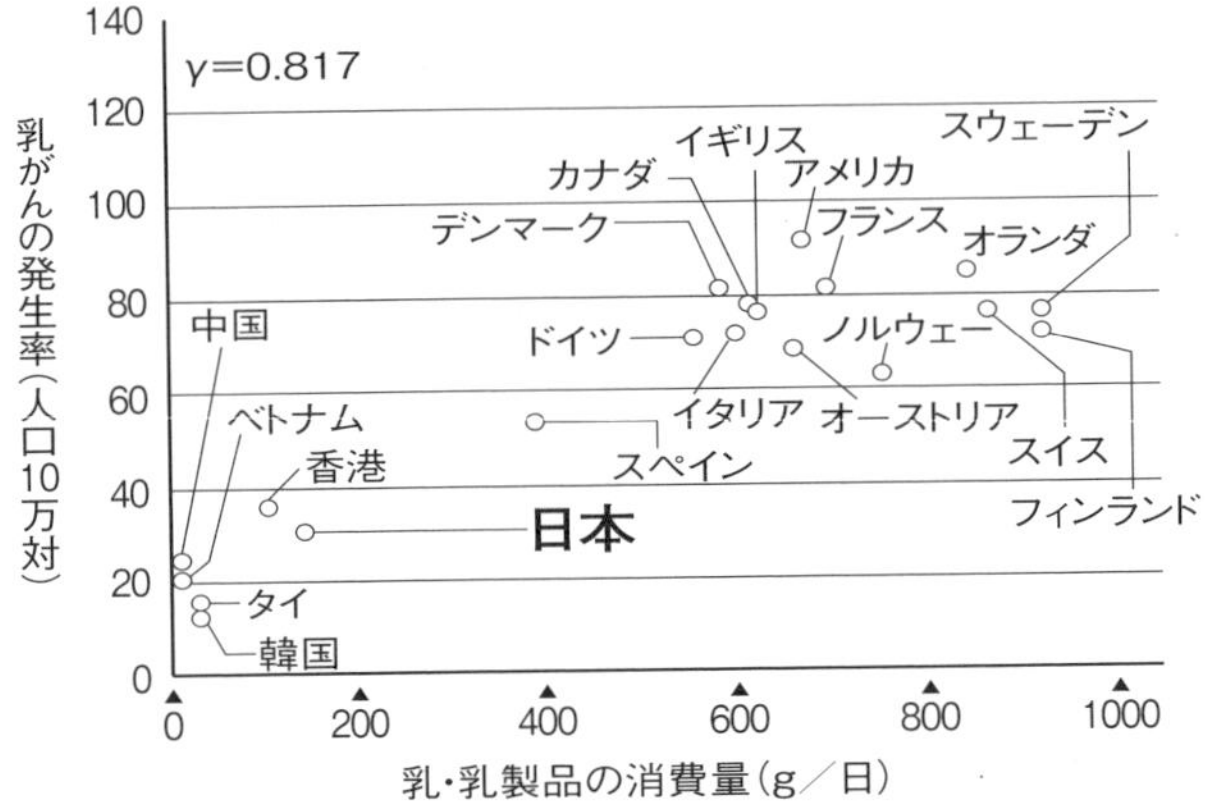

（『牛乳は子どもによくない』佐藤章夫、PHP新書より抜粋）

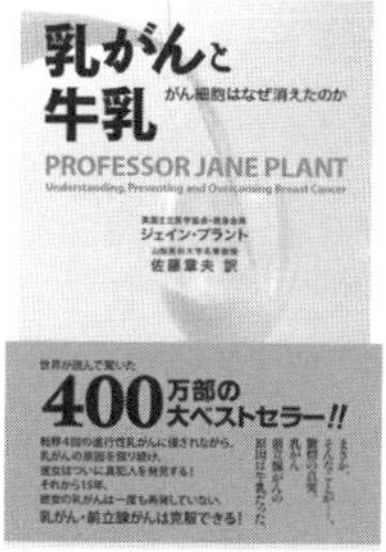

『乳がんと牛乳――がん細胞はなぜ消えたのか』（ジェイン・プラント著／佐藤章夫訳、径書房 2008年）

乳がんを発症する女性は5～6%ほどですから、思春期にできた乳がんの芽（DNAの変異）が、すべて命に関わるようながんに変異するわけではありませんが、乳製品から摂取された女性ホルモンと成長因子は、乳がんの芽を刺激してがん細胞への変異を促進する危険因子になります。つまり、女性の場合、思春期が始まる小学校5年生ころから以降の食生活が、「乳がんになる・ならない」を決めると言っても過言ではありません。

乳がん細胞はなぜ消えたのか―プラント女史の経験から

さて、乳がんの原因が牛乳・乳製品であることを自らの体験と考察から結論づけた『乳がんと牛乳――がん細胞はなぜ消えたのか』（ジェイン・プラント著）は、各国語に訳され、400万部以上のベストセラーになりました。

イギリス人で応用地球科学の大学教授であった著者は、1987年、42歳のときに乳がんを発症し、乳房全摘手術を受けますが、5年後に再発・転移、医師から余命3～6カ月と告げられます。彼女は乳がんの原因を調べ、欧米に比べて東洋では乳がん患者が少ないことに着目し、乳がんの真犯人が「牛乳・乳製品」ではないかと考えたのです。

乳がんになる前の彼女は乳製品の愛好者で、体によいと信じ、牛乳・乳製品をたくさん摂取していました。最初に乳がんと診断されたあとも、食事療法に含まれていたヨーグルトや脱脂乳をとり続けていました。

彼女は、首のリンパ節に乳がんが転移した後、乳製品を完全に断ち、経過観察を続けました。

すると、首のしこり（腫瘍）がだんだん小さくなり、約6週間後にはすっかりなくなったのです。

この本の中で彼女は、乳がんにならないための食事として、乳製品を大豆製品に置き換え、野菜（できる限り有機栽培）を多めにとり、油脂は低温圧搾の植物油をとること、動物性食品の摂取は全体の15％以下にすることなどを勧めています。

牛乳を飲まないと背が伸びないのか？

政府や乳製品メーカーは、牛乳を飲まないと「背が伸びない」「骨が弱くなる（骨粗しょう症）」「牛乳は完全栄養食品」と盛んに牛乳や乳製品を推奨してきました。

牛乳を飲まないと本当に背が伸びないのでしょうか。子ども（5～17歳）の身長の伸びを、1950年のデータと比べてみましょう。男の子だけのデータですが[*]（女の子でも同様な傾向が現れています）、最近の男の子の身長は、13歳まではよく伸びますが、その後は伸びが急速に小さくなり、16～17歳の伸びはわずかに0・8㎝と、1㎝を割り込んでしまいます。

1950年では、身長がもっとも伸びたのは14～15歳でした。その後の伸び率は小さくなりますが、16～17歳でも2・7㎝も伸びていました。戦後間もない1950年の子どもの身長が低かったのは、食べものの絶対量が足りなかったからで、牛乳の摂取量が少なかったからではありません。たとえ牛乳を飲まなくても、必要十分な「穀物＋大豆＋野菜（＋魚）」の食事が与えられれば、日本人の身長は遺伝（設計図）の許す範囲で伸びるのです。

＊「平成19年度学校保健統計調査報告書」

＊本稿は、佐藤章夫氏の講演（2011年4月29日、『食べもの通信』12年7月号に掲載）、同氏のホームページ「生活習慣病を予防する食生活」、著書『牛乳は子どもによくない』（PHP新書）より、著作権継承者の許諾の下に構成したものです。（文責＝家栄研編集委員会）

牛乳を摂取するほど骨粗しょう症が進む

牛乳と骨粗しょう症との関係を最初に報告したのは、ハーバード大学のヘグステッド教授でした。１９８６年、ヘグステッド教授は世界10カ国の女性の大腿骨頸部《だいたいこつけいぶ》骨折が、高齢になってもカルシウムをたくさんとっている国ほど多いこと、動物性たんぱく質（牛乳も動物性たんぱく源）の摂取量が多い国ほど骨粗しょう症が多いことに注目しています。

動物性たんぱく質を多くとると、血液が酸性に傾きます。牛乳からカルシウムを摂取しても、牛乳のたんぱく質によって血液が酸性に傾き、それを中和するために骨のカルシウムが使われて尿中にカルシウムが排泄されるため、骨粗しょう症の原因になるというわけです。

牛乳を飲んでも骨粗しょう症の予防にならないことは、アメリカでおこなわれた大規模な疫学調査で実証されています。そのためアメリカでは、「骨粗しょう症の予防に牛乳を」というコマーシャルが姿を消しました。

世界各国の1日当たりのカルシウム摂取量は、インドの３００㎎、日本の５００㎎、フィンランドの１３００㎎とさまざまです。アジア、アフリカでは、欧米の半分以下というデータですが、こうしたカルシウム摂取量でも健康上に問題があるという報告はありません。

以上のように牛乳には、非常に多くの問題点があります。とりわけ子どもたちの将来を考えたとき、給食で毎日、女性ホルモン入りの牛乳の飲用を半ば強要するシステムは改めなければならないと考えています。

注1　Physicians Committee for Responsible Medicine
注2　AMA = American Medical Association, AAP= American Academy of Pediatrics
注3　Buehring GC et al. Plos ONE, 2015.Sep：10（9）
注4　遺伝子組み換えによって作られた通称γＢＧＨホルモン

乳幼児へ与える適切な栄養のアドバイスとしては、6カ月未満の赤ちゃんには牛乳ではなく、母乳のみ、または鉄分入りの調製ミルクを12カ月与え、6カ月以降は固形物も食事に追加してもよい。

　また、牛乳アレルギーの子ども、乳糖不耐症の人、家族に心臓疾患の人がいる家の子どもには、コレステロールや脂肪が多い牛乳の代わりに、スキムミルクか1％ミルクの摂取を、2歳過ぎてからも推奨する。


　こうした乳幼児への牛乳摂取のアドバイスのほかにも、専門家によって子どもや成人と牛乳との関連が指摘されている病気はたくさんあり、にきび、中耳炎、気管支炎といったものから、リューマチ性関節炎、慢性疲労症候群、多発性硬化症、白血病などが挙げられ、心筋梗塞や脳卒中のリスクも高めるとされています。

　さらに、新しいアメリカの研究[注3]では、牛の白血病ウイルス（BLV）が、牛乳を通して人に感染する危険性が指摘されました。日本では、牛の白血病が2010年と比べて5年間で25倍も発生し、急増しています。

　一口に牛乳といっても、乳牛の生育の過程で投与される薬剤、成長ホルモン剤、抗生物質などは国によって違います。たとえばアメリカでは、乳量を増やすため、乳牛に成長ホルモン剤[注4]を投与しています（ＥＵや日本では認められていない）。牛が自ら作り出す天然のホルモン以外に、このような人工合成ホルモン剤を投与することに対して、ＥＵやカナダなどは危険性を指摘し、それは「ホルモン戦争」と呼ばれるまでになっています。牛に投与された成長ホルモン剤が人の体の中に入り、自然のホルモンバランスを崩す恐れがあるからです。


（ダイオキシン・環境ホルモン対策国民会議理事　水野玲子）

コラム2

アメリカで高まる牛乳への警戒感
子どもの健康に悪影響―医師団体が警鐘

牛乳の日常的な摂取が、前立腺がんや乳がんなどのホルモン依存性がんに関連する可能性が疑われていますが、とくにアメリカでは、牛乳摂取がもたらす健康影響に関して議論が活発におこなわれています。15万人の医師が加入する「責任ある医療のための医師の会」注1は、「牛乳を飲んでも骨は丈夫にならず、むしろ健康への影響は深刻で、子どもの食物アレルギーや慢性的な便秘、肥満、糖尿病、心臓病の原因になる」としています。

専門家らからのこうした意見表明により高まる世論を受け、これまで一方的に牛乳の摂取を推奨してきたアメリカ医師会（AMA）やアメリカ小児科学会（AAP）注2も、牛乳の賛否について客観的で信頼できる情報を発信せざるをえない状況となっています。健康・医学情報を発信しているウェブサイト“MedilinePlus”（アメリカ国立医学図書館が作成）によれば、両団体は乳幼児の牛乳摂取に関して、最近、以下のように主張しています。

> 1歳未満の乳児には牛乳を飲ませるべきでない。牛乳は十分な鉄分、ビタミンE、必須脂肪酸を含んでいない。赤ちゃんは牛乳の栄養分であるナトリウムやカリウムを体内でうまく処理することができないうえ、たんぱく質や脂肪も消化できない。したがって、

コラム3

乳製品の摂取量と前立腺がんの増加

2008年、国立がん研究センターが「乳製品の摂取量と前立腺がん発生率との関連」について調査・研究した結果を公表しています。

この調査データは95年と98年に、岩手県二戸、大阪府吹田、沖縄県宮古ほか10カ所の保健所管内に居住の男性（45～74歳、約4万3000人）を04年まで追跡調査したものです。調査対象者約4万3000人のうち、329人が前立腺がんを発症しています。

乳製品、牛乳、チーズ、ヨーグルトの摂取量によって4つのグループに分けて、もっとも少ないグループに比べ、その他のグループで前立腺がんのリスクが何倍になるかを推計しています。その結果、乳製品、牛乳、ヨーグルトの摂取量がもっとも多いグループのリスクは、もっとも少ないグループのそれぞれ約1.6倍、1.5倍、1.5倍で、摂取量が増えるほど前立腺がんのリスクが高くなるというものでした。また、前立腺がんの進行度別に分けても、同様の結果がみられました。

この調査では、カルシウムと飽和脂肪酸（乳製品や肉類の脂肪に多く含まれる）の摂取量についても調べており、カルシウムも飽和脂肪酸も同様に、前立腺がんのリスクをやや上げる傾向にありました。飽和脂肪酸については、摂取することでテストステロン（男性ホルモン）の濃度が上がり、前立腺がんのリスクになる可能性も推測されています。

この調査では、乳製品をたくさん摂取すると前立腺がんのリスクが高まると結論づけましたが、乳製品の摂取が骨粗しょう症や高血圧、大腸がんといった疾患に予防的であるという報告もあり、乳製品の摂取を控えた方がいいかについて、結論を出すことはできないとしています。

（国立研究開発法人　国立がん研究センターウェブサイトより）

世界の研究から

牛乳に劣らない 野菜や大豆製品のカルシウム吸収率

家庭栄養研究会会員・栄養士　本村槙子

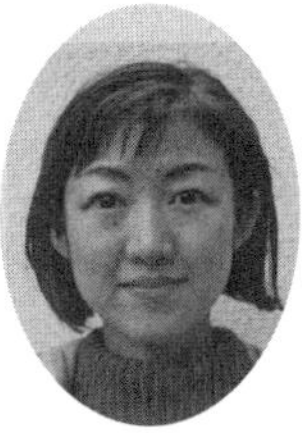

プロフィール◉本村槙子（もとむらまきこ）：1981 年、佐賀県生まれ。2004 年、国際基督教大学国際関係学科を卒業。2007 年、東京都立大学大学院仏文科修士課程を修了。地方の業界紙の出版社で外食企業の取材を担当後、妊娠を機に食の問題に関心を深め、2016 年 3 月に東京農業大学短期大学部栄養学科を卒業し、栄養士の資格を取得。

5

日本人のカルシウム摂取量は1日500㎎以下で、厚生労働省が推奨する量[*1]の650㎎にはほど遠い状況です。

2013年の国民健康・栄養調査によると、日本人のカルシウム源は、第1位が牛乳・乳製品ですが、約30%に過ぎず、次いで野菜・果実類、豆類、穀類、魚介類の順となっています（図❶）。アメリカでは、カルシウムの7割を牛乳から摂取し、サプリメントを多用しています。

牛乳の吸収率が一番高いとされてきたが

ところで、牛乳以外の食品のカルシウムは十分に吸収されない、といわれています。日本ではカルシウム吸収率[*2]について、牛乳40%、小魚33%、野菜20%という数字がよく用いられています。

世界には、カルシウムのアイソトープ（同位体）を用いたカルシウム吸収率の研究結果が、多数あります。そこで、ヒトを対象にカルシウム吸収率を測定した過去約20年間の論文を、

＊1：カルシウム推奨量：100%の人に不足リスクがないとされるカルシウムの量。
＊2：カルシウム吸収率とは、排泄されずに腸管で吸収されて血液中にとり込まれる割合のこと。成人では、吸収されたカルシウムの大半が排泄され、骨に蓄積されるのはわずか数%。
＊3：中央値：数値を大きい順から並べ、全体の中央に来る値のこと。

図❶ カルシウムの供給源は牛乳以外が70%（食品群別カルシウム摂取割合）

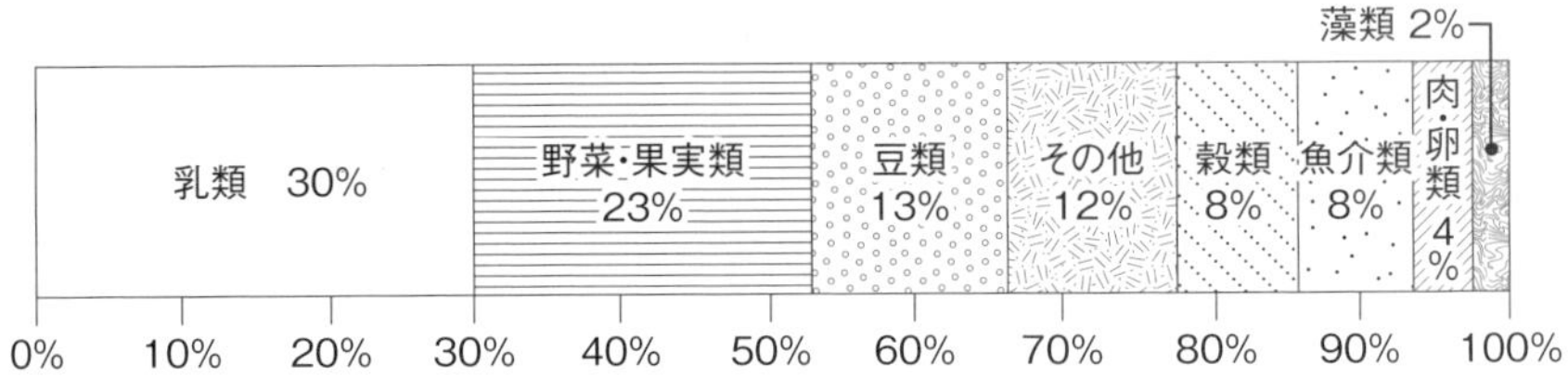

国民健康・栄養調査2013年より作成

図❷ 牛乳のカルシウム吸収率33%を上回る野菜、大豆製品

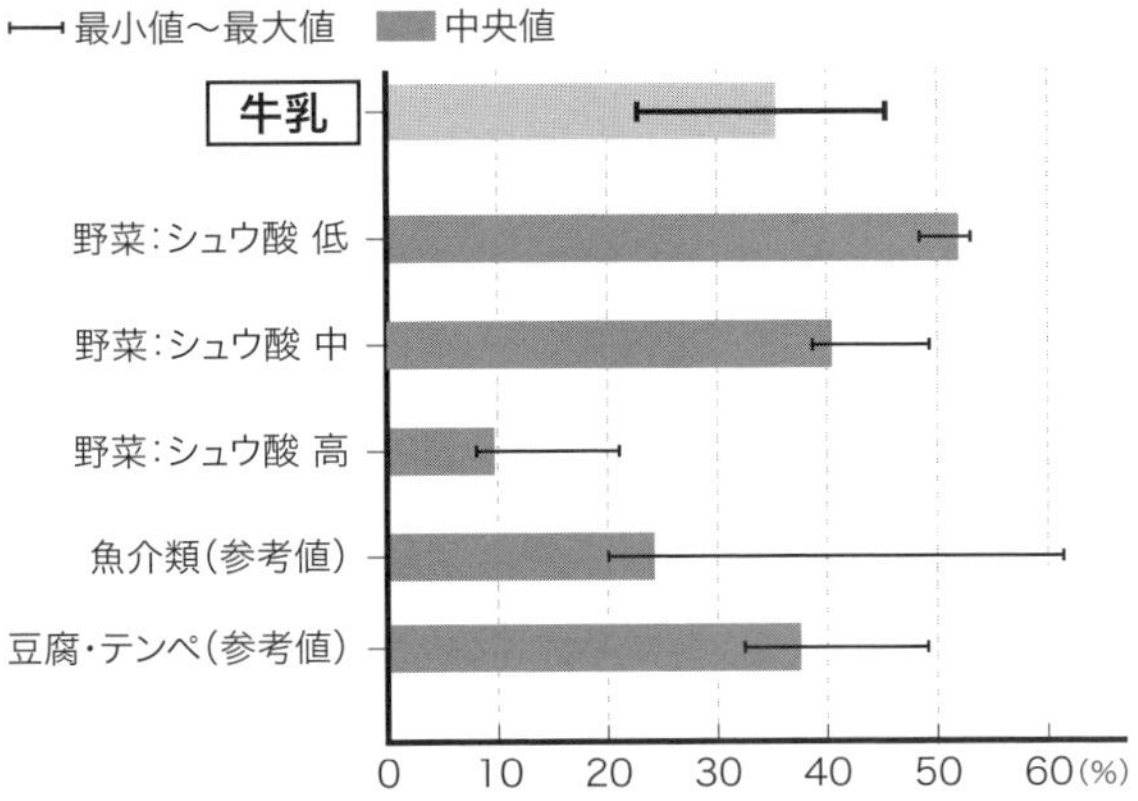

＊テンペはインドネシアの大豆の発酵食品でブロック状のもの。
注：PubMed（米国国立医学図書館の国立生物工学情報センターによるデータベース）、J-Dream（科学技術文献データベース）およびハンドサーチにより、食品に関する「Ca吸収率」および「Ca生体利用率」に関する1993年〜2015年11月31日に発表された論文を検索し、筆者が作成。魚介類、豆腐については、吸収率の算定方法や対象者がやや異なるため、参考値とした。

日本とアメリカのデータベースで検索し、条件を満たした30本の論文から、牛乳、魚介類、野菜、大豆製品のカルシウム吸収率をピックアップして、食品群ごとに中央値[*3]を調べました（図❷）。

カルシウムを多く含む食品はこんなにある

その結果、牛乳・乳製品のカルシウム吸収率の中央値は、ほかの食品と大差なく、33％でした。ヨーグルトやチーズも同様でした。

一方、魚介類のカルシウム吸収率は、中央値で見ると牛乳よりやや低いものの、牛乳とま

図❸ カルシウムの多い食品
（1食分の量を比較したもの）

		カルシウム含有量（mg）
魚介類	煮干し（大3尾 10g）	220
	イワシ丸干し（1尾 40g）	180
	シシャモ（3尾　50g）	145
	シラス干し（大さじ1 20g）	106
	サクラエビ（大さじ1 5.5g）	100
	焼きイワシ（1尾 80g）	78
大豆製品	厚揚げ 1/2丁（100g）	240
	こうや豆腐1切れ（20g）	132
	厚揚げ 1/2丁（100g）	120
野菜類	キョウナ（80g）	170
	コマツナ　（80g）	140
	カブの葉（50g）	125
	キャベツ2枚（120g）	52
海藻類	乾燥ヒジキ（8g）	112
	刻みコンブ（10g）	74
種実類	ゴマ（大さじ1）	120
牛乳コップ1杯（180ml）		200

（「日本食品標準成分表七訂」より作成）

＊4：シュウ酸：ホウレンソウと同じアカザ科のフダンソウ、オカヒジキ、ビーツ、タデ科のルバーブ、シソ科のパセリ、シソなどに多い。シュウ酸の多い野菜は下ゆでするとシュウ酸が減る。

＊5：大豆・大豆製品：豆腐の場合、凝固剤としてにがり（塩化マグネシウム）を用いたものは、硫酸カルシウムを用いたものよりもカルシウムの量は少なくなるが、骨の代謝に必要なマグネシウムを多く含む。

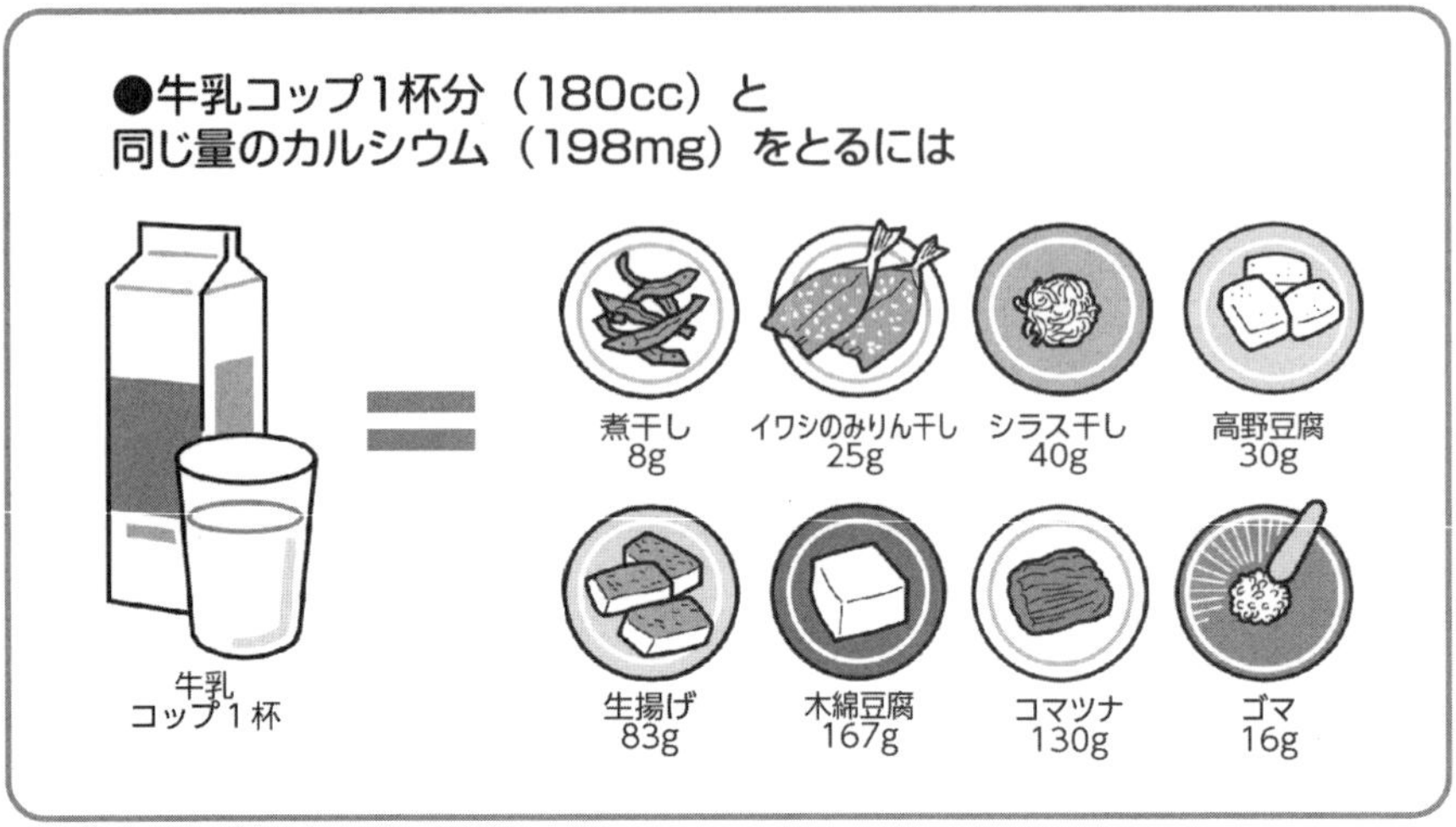

ったく変わらないという研究結果や、牛乳以上とする研究もありました。

小骨を丸ごと食べる小魚類、殻にカルシウムが多く含まれる甲殻類（サクラエビなど）にもカルシウムが多く含まれています（図❸）。

野菜は、食物繊維が吸収をさまたげるために、カルシウム吸収率が低いとされてきましたが、吸収率を下げる原因は、食物繊維ではなくシュウ酸[＊4]であるという研究報告がありました。

カルシウムがシュウ酸と結合して排泄されるため、吸収率が非常に低くなります。シュウ酸は、ホウレンソウなどに多く含まれます。

アブラナ科の野菜や大豆製品でカルシウムがとれる

アブラナ科の野菜は、牛乳のカルシウム吸収率を大きく上回り、中央値は50％を超えていました。ブロッコリー、ケール、キャベツ、ハクサイ、コマツナ、ミズナ、カブ、大根などの葉菜は、カルシウムを豊富に蓄え、シュウ酸をほとんど含んでいません。

大豆・大豆製品[*5]のカルシウム吸収率の中央値は、牛乳の103％という高い数値です。油揚げや厚揚げ、高野豆腐は、少量でも多くのカルシウムを摂取することができます。

カルシウムを腸から吸収した後、骨に蓄積させるには、運動や日光、たんぱく質、ビタミン、ミネラルが大切です。魚にはビタミンD、野菜にはビタミンCやカリウム、マグネシウムが、納豆にはビタミンKなど骨の新陳代謝に必要な栄養素が含まれています。牛乳・乳製品だけに頼るより、普段の食事に不足しがちな食品群をプラスしながら、カルシウムの摂取量を増やすのが賢い食べ方です。

6 酪農のあり方を考える

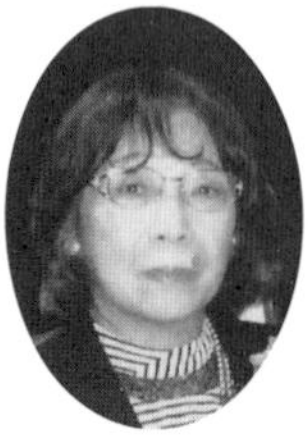

プロフィール◉蓮尾隆子（はすおたかこ）：家庭栄養研究会顧問。月刊『食べもの通信』の編集に長年携わり、会役員として現在も活動。東京・東都生協の設立にも関わり、12 年間理事として商品政策を担当。現在（一社）全国消費者団体連絡会理事、食の安全・監視市民委員会代表運営委員、コーデックス連絡協議会（農水・厚労省・消費者庁）、OIE 連絡協議会（農水省）委員他就任中。

1 効率と利便性を求める現代の酪農

苛酷な飼育環境で大量搾乳

家庭栄養研究会顧問　蓮尾隆子

酪農家は50年余で24分の1に激減

日本の商業的酪農は、約１００年ほど前に誕生し、小学校の学校給食が脱脂粉乳から生乳に切り替わる１９６０年代ころから本格的に進展してきました。当時は稲作や畑作のかたわら乳牛を飼っている農家が多く、１９６５年では、１戸当たりの平均飼養頭数は３・４頭程度でした。

その後、日本の急速な経済成長に伴い、多くの若者たちが農村部から都市部に移り、後継者不足、労働力不足をきたすなかで、農業全体が合理化、集約・大規模化に向かい、酪農も同様の道をたどってきました。

日本の酪農家戸数は、1963年には約41万8000戸ありましたが、1975年ころから、年平均で約4～5％の離農・廃業が続き、2015年には1万7000戸まで激減しました。その反面、1戸当たりの乳牛飼養頭数は増加し続け、平均で75頭と、日本の酪農規模は酪農先進諸国EU（欧州連合）に肩を並べるほどになっています。

妊娠しながら1日20～40ℓも搾乳されている

日本の酪農は、バターやチーズなどの乳製品の生産が主体の北海道と、飲用向けの牛乳生産が主体の都府県に分けられます。乳用牛は全国におよそ137万頭（2015年現在）いて、そのうちの58％が北海道で飼育されています。

平均経営規模は、北海道が1戸当たり119頭、都府県が53頭で、大規模酪農や都市酪農、放牧酪農など酪農形態の違いによって、飼料の組み合わせや搾乳量にもかなりの違いがみられます。

乳用牛は、乳量が多いホルスタイン種が99％で、1日に20～40ℓ搾乳（朝夕2回、1年のうち約300日間）され、そのほとんどの期間、妊娠しています。つまり、母牛は自分の体を維持して胎内の子牛を育てながら、大量の乳を分泌しなければならないのです。この実態が、現代酪農の乳牛は地球上でもっとも過酷な労働を強いられる動物といわれるゆえんです。

そして、妊娠中の牛から分泌される乳には、妊娠を継続させるための女性ホルモンが多く含まれています（4章参照）。

日本では、9割以上の乳牛が、狭い牛舎につながれたまま飼育されています。

乳牛の一般的な搾乳サイクルは、第4章でもふれていますが、受精後、妊娠期間（約9カ月半）を経て、最初の出産後、搾乳を開始します。子牛への初乳投与は、約半数の酪農家が5日間以上と答えています。

そして出産から2ヵ月後には、次の受精をおこないます。搾乳期間は約10カ月半ですが、次の出産に備えて、次回分娩予定日の約60日前に妊娠中の体調維持のため、2～3ヵ月の乾乳期間（搾乳を休む）をおき、再び搾乳を開始します。

このように、牛は妊娠、出産を繰り返し、ほぼ300日間乳を出し続けています。分娩後50日目から110日目までが泌乳量の最盛期で、乳量は徐々に減少していきます。乳牛は、生後約27ヵ月で初めて子牛を産み、その後、約3回の出産を繰り返すのが平均的です。

飼育環境の面では、日本でもアニマルウェルフェア（動物福祉・快適性に配慮した家畜の飼養管理）概念が導入されるようになってきました。

濃厚飼料は86％が外国産　薬投与期間中は出荷停止

国が酪農の大規模化を推進するなか、牧草（粗飼料）だけで大量の牛乳を生産するのは不可能なので、栄養密度が高く吸収が早い濃厚飼料（穀物や糟糠《そうこう》類、飼料添加物などを配合したもの）を多く与えるようになりました。

自家栽培した牧草類や、飼料用稲・稲わらなどをサイロで乳酸発酵させたサイレージなどの粗飼料の自給率は約78％で、濃厚飼料の4割を占める穀類のトウモロコシは、米国から65％（遺伝子組み換えの可能性が高い）、ブラジルから32％輸入しています。

そのほかに、30数種類配合される飼料や原材料もほぼ輸入していて、濃厚飼料の自給率は14％程度しかありません。

なお、搾乳中の牛の飼料に、動物用抗菌剤などの抗生物質を添加することは法律で禁止されています。

また、乳牛が乳房炎や外傷などによって、治療のために抗生物質や薬品などを使用した場合、投与期間中の生乳は出荷できません。酪農家から出荷されるときや工場で受け入れるときにも、薬品などの厳しい残留検査が実施されています。

そのほか輸入飼料は、カビ毒の検査がおこなわれます。また、飼料に含まれる有害物質に対しては、残留基準が設定されて検査が実施されています。有害物質の安全基準が設定されている飼料には、次のようなものがあります。

○配合飼料、乾牧草、魚粉――重金属（鉛・カドミウム・水銀・ヒ素）
○乾牧草、穀類（トウモロコシ・大麦など）、稲わら、籾米など――残留農薬（約90成分）
○配合飼料など――カビ毒（アフラトキシンなど）。

超高温殺菌で成分変性―有用菌まで死滅

現在、ほとんどの牛乳は、大手乳業会社が農家から原乳をまとめて回収し、超高温殺菌＊

＊超高温殺菌：120度または130度で2秒または3秒加熱する方法。

(52ページ「コラム」参照)されて出荷されています。大規模化された酪農では効率が優先されるので、輸入穀物飼料への依存が高まり、BSE(牛海綿状脳症)発生の原因となった肉骨粉も与えられていました。

　こうした事態の反省から、経営規模を拡大せず、牛の健康を第一にした酪農が各地で試みられています(54ページ参照)。生産段階で衛生管理に配慮して細菌数を減らし、低温殺菌(65度30分)や高温殺菌(72度15秒)処理した牛乳が生産されています。その多くは、良い牛乳を求める消費者の共同購入から広まり、多くの生活協同組合の出発点になっています。また、各地の学校給食にも使用されてきました。

■牛乳は超高温瞬間殺菌が90%以上
(殺菌温度別処理量の割合)

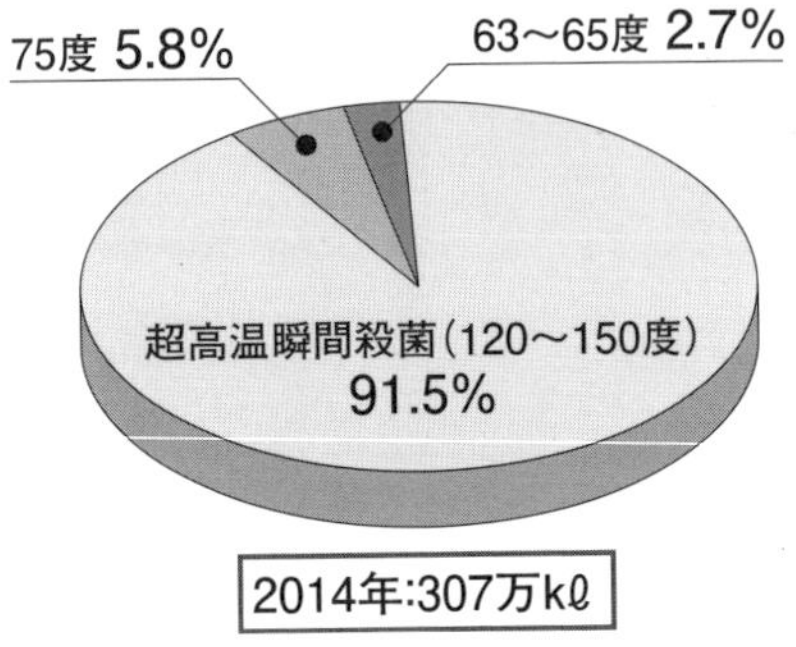

厚生労働省「衛生行政業務報告」より

日本の酪農経営は危機的状況

　日本酪農の先行き不安は増す一方です。酪農家の高齢化や後継者不足が加速しているうえに、東日本大震災、口蹄疫《こうていえき》、記録的猛暑などが重なり、さらに、生産価格のウエイトを占める飼料価格の高止まりは再生産を困難にし、牛乳消費の減退、安価な乳加工製品の輸入依存など、酪農家にとって厳しい経営環境が続いています。

こうした生乳生産基盤の弱体化が加速し、日本の酪農の崩壊が危惧されています。そのため、国内約半数の酪農家が赤字経営を余儀なくされています。自由貿易が進めば、海外の安い牛乳が輸入され、経営はますます成り立たなくなるでしょう。

牛乳、とくに「飲用牛乳」は、国産100%を堅持している大変貴重な食料です。さらに、酪農は、農地の管理のうえでも、乳牛の糞を肥料として水田、畑に還元する循環型農業の基盤を担っています。

安全・安心・安定生産が保障される牛乳を得るためには、日本の風土を生かした日本型酪農の将来に向けて、中心となっている家族でおこなう酪農経営が持続できることが前提であり、それには国による政策・制度づくりが必要です。家族労働費を所得として位置づけできる所得補償制度、自給飼料の生産基盤の強化などが求められます。

コラム4

超高温殺菌される牛乳

日本では、1mℓあたり5万個以下の細菌数でないと、牛乳を製品として販売することができません。そのため、牛乳を加熱殺菌しています。

おもな殺菌方法は三つあります。

①「低温殺菌」―― 65度で30分殺菌する方法で、「パスチャライズ」とも呼ばれ、海外で主流となっています。

②「高温殺菌」―― 72度で15秒殺菌する方法です。

③「超高温殺菌」―― 120度または130度で2秒または3秒加熱する方法で、日本では、ほとんどこの方法がとられています。

日本で超高温殺菌が主流になったのは、1955年の「森永ヒ素ミルク事件」がきっかけです。牛乳の品質安定剤として使用された第二リン酸カルシウムが工業用だったため、ヒ素が混入。森永の粉ミルクを飲んだ1万2000人以上の乳児が被害を受け、130人が死亡しました。事件後、安定剤の代わりに「超高温殺菌」技術が導入されました。

超高温殺菌の問題点は、病原菌だけでなく乳酸菌のような有用な菌まで死んでしまうことです。また、超高温殺菌でカルシウムは吸収しにくい形になり、たんぱく質は体に負担をかけるものに変性してしまいます。

2000年の日本公衆衛生学会では、カゼインの熱変性によってアレルゲンが増えるとの報告もありました。臭みが出る、ねばつくなど、牛乳本来の風味を損ねるという欠点もあります。

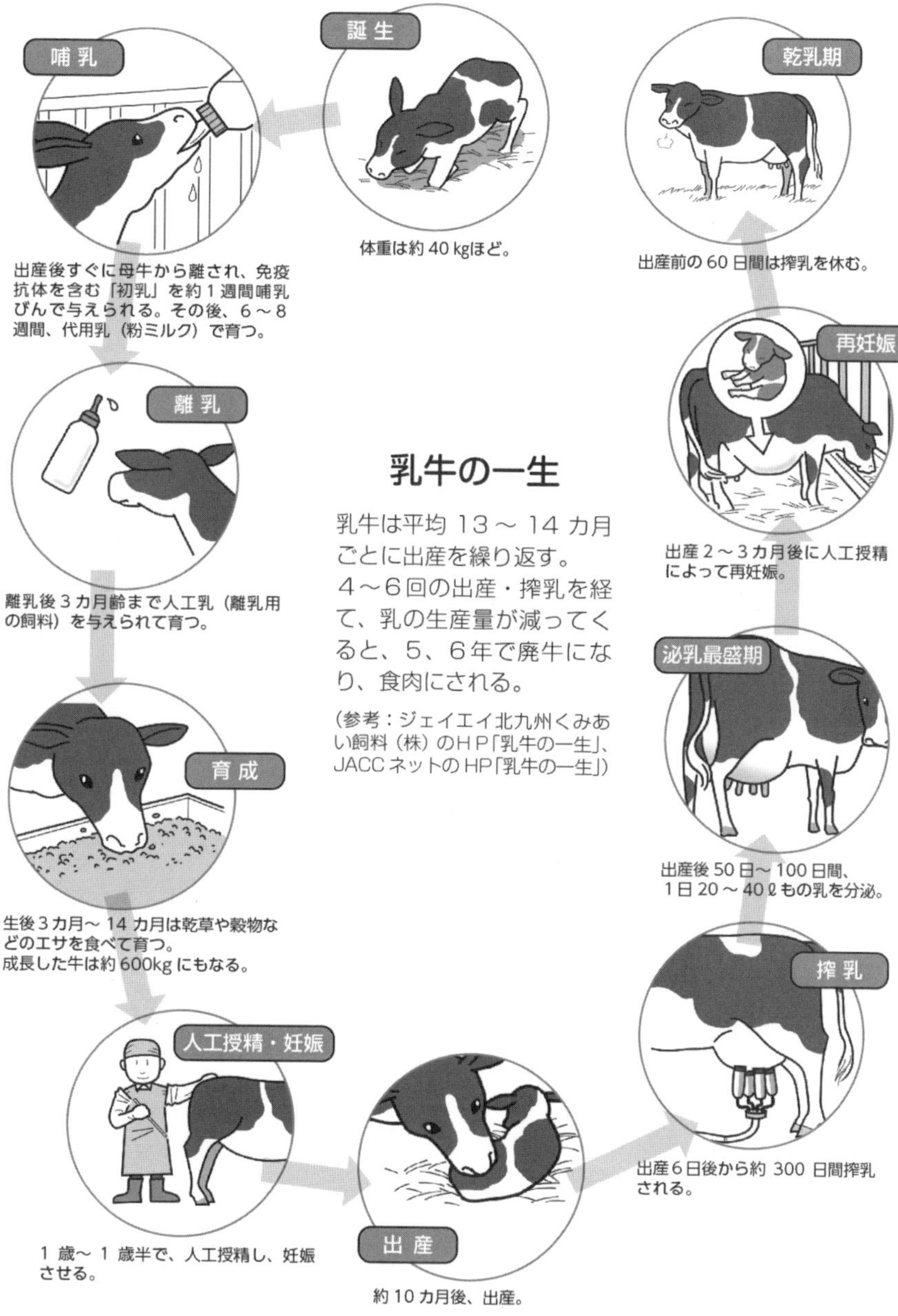
乳牛の一生
乳牛は平均 13 ～ 14 カ月ごとに出産を繰り返す。4～6回の出産・搾乳を経て、乳の生産量が減ってくると、5、6年で廃牛になり、食肉にされる。
（参考：ジェイエイ北九州くみあい飼料（株）のHP「乳牛の一生」、JACCネットのHP「乳牛の一生」）
誕生
体重は約 40 kgほど。
哺乳
出産後すぐに母牛から離され、免疫抗体を含む「初乳」を約1週間哺乳びんで与えられる。その後、6～8週間、代用乳（粉ミルク）で育つ。
離乳
離乳後3カ月齢まで人工乳（離乳用の飼料）を与えられて育つ。
育成
生後3カ月～ 14 カ月は乾草や穀物などのエサを食べて育つ。
成長した牛は約 600kg にもなる。
人工授精・妊娠
1 歳～ 1 歳半で、人工授精し、妊娠させる。
出産
約 10 カ月後、出産。
搾乳
出産6日後から約 300 日間搾乳される。
泌乳最盛期
出産後 50 日～ 100 日間、
1日 20 ～ 40ℓ もの乳を分泌。
再妊娠
出産2～3カ月後に人工授精によって再妊娠。
乾乳期
出産前の 60 日間は搾乳を休む。

2 山地酪農《やまち》 なかほら牧場ルポ
山野で牛が自由に暮らす〝ほんとう〟の放牧
自然妊娠・分娩のたくましい牛たち

ルポライター 矢吹紀人

盛岡駅から東に約100㎞。三陸海岸まで20㎞ほどという岩手県岩泉町の北上山中にある、なかほら牧場。

森林がひらかれ、野シバに覆われた山にのんびり寝そべり、草を食べる約80頭の乳牛たち。牛乳パックのイラストなどではよく目にしますが、じつは、今の日本ではほとんど見られなくなった酪農風景。これが、「山地酪農」を実践する、なかほら牧場を象徴する光景です。

冬でも放牧し自然の中で育つ健康な牛

牛は本来、山野に自生する多様な草類を食べることで、良質な乳を分泌します。かなりの急斜面も苦にせず山林の下草を食べ歩くので、日本の国土の大半を占める多くの山林で実施できるのが山地酪農の強みだと、牧場主の中洞《なかほら》正さんは語ります。

「牛が下草を食べた山で木を切ると、生命力の強い野シバが残って牛のエサになります。

マットのように分厚く、広く根を張るので、山の保水力もしっかり維持できるのです」

中洞さんが山地酪農と出合ったのは、東京農業大学の学生時代。「山地を活用し、千年続く酪農家を創れ」と提唱した植物学者、猶原《なおはら》恭爾《きょうじ》氏に感銘を受け、故郷の岩手で多額の借金をし、1984年に乳牛11頭で山地酪農を始めました。

現在の日本で酪農といえば、ほぼ100%が牛舎飼い。牛たちは牛舎の狭い枠の中に押し込められて輸入穀物主体の配合飼料を与えられ、1日約30～40ℓ搾乳されます。人工授精で妊娠を強いられ、無理な搾乳で体に負担をかけられる牛舎飼いの牛は、本来は20年以上の寿命があるというのに、5、6歳で廃牛にされてしまいます。

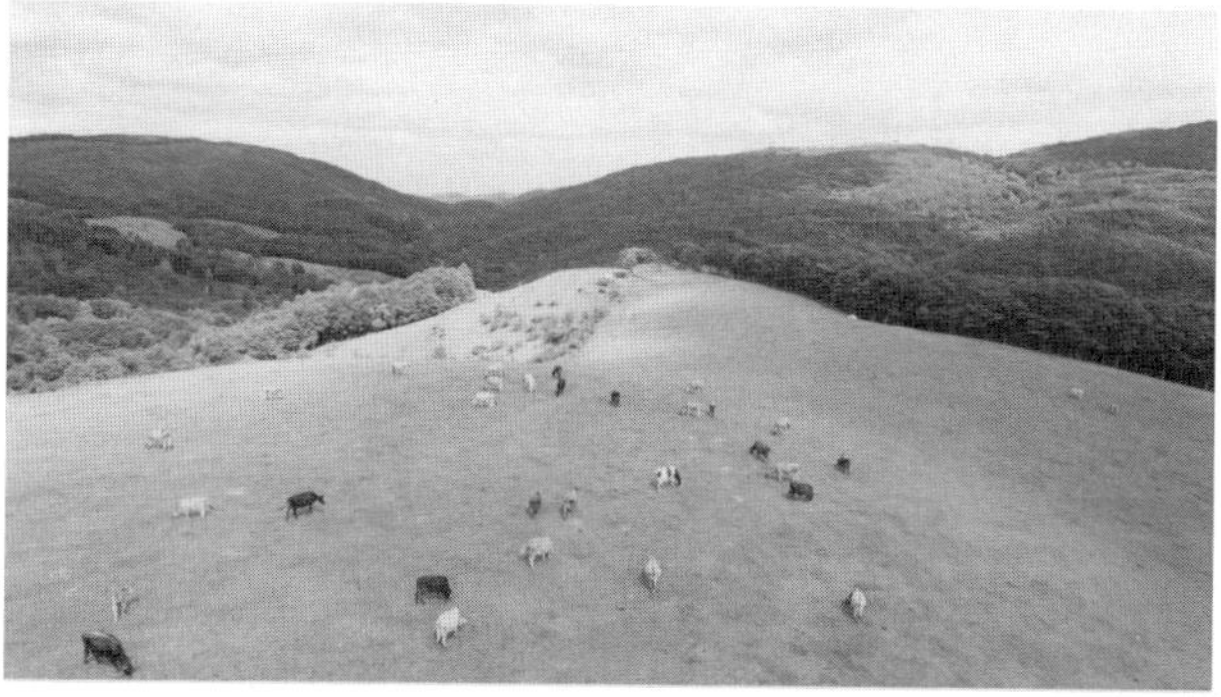

■①広大な山地に1年中放牧される牛たち

なかほら牧場の乳牛の泌乳量は、1日20ℓ程度。山野の草がエサなので、飼料代がほとんどかからず低コストです。牛たちは病気もなく健康で、10歳以上でも出産し、搾乳ができます。

日中は山野で自由に過ごし、夕方になると搾乳のために自分で牛舎に降りてきて、終わるとまた放牧地へ戻っていくなかほら牧場の牛たち。自然のなかでストレスなく健康的に生きる牛たちが、栄養豊かでおいしい牛乳を生み出してくれることを実感します。

なかほら牧場では、雪が積もる真冬でも、牛たちは屋外で暮らしています。

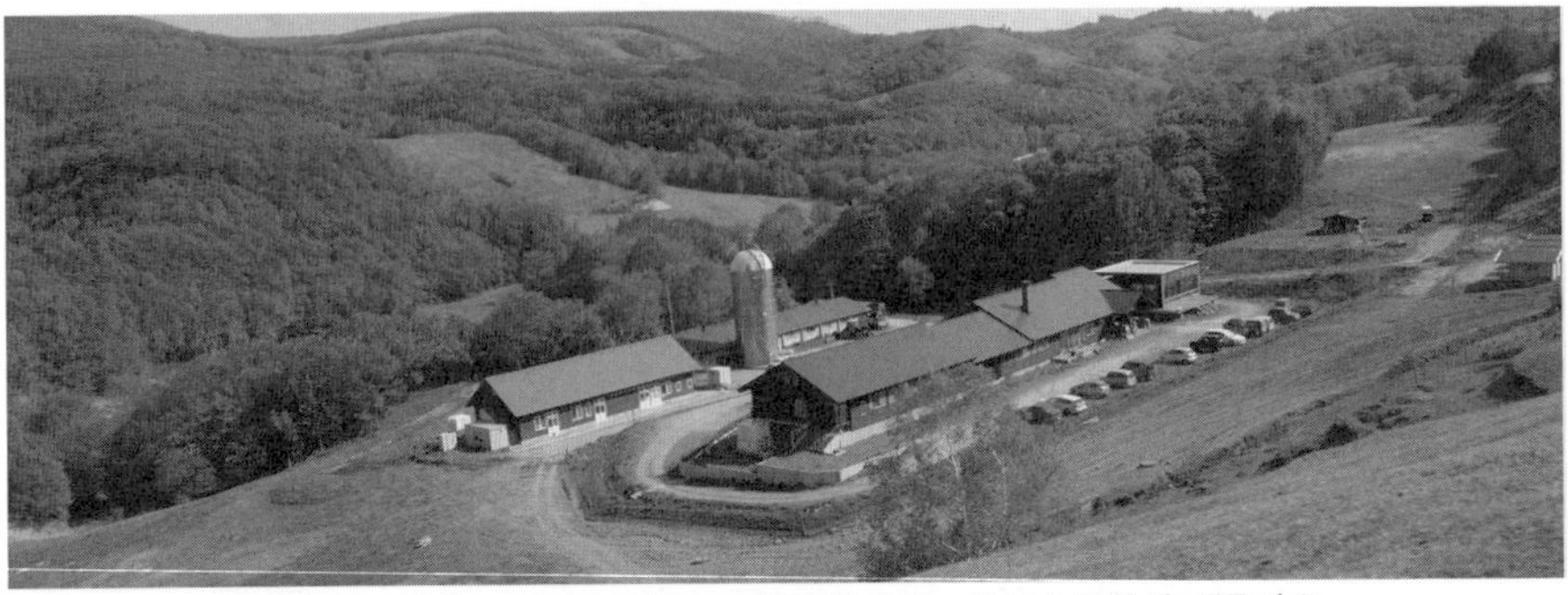

■②なかほら牧場全景　牛舎へ戻るのは朝夕の搾乳時だけ・冬でも放牧地で過ごす

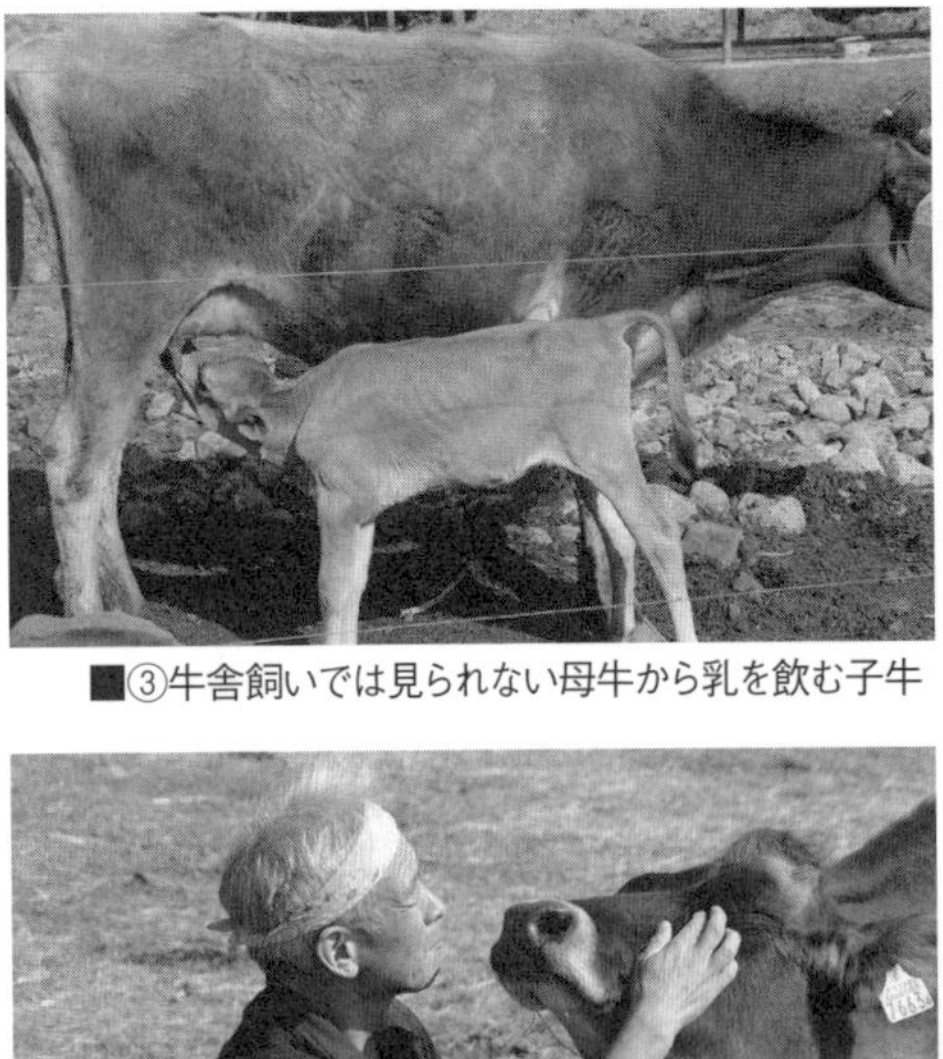

■③牛舎飼いでは見られない母牛から乳を飲む子牛

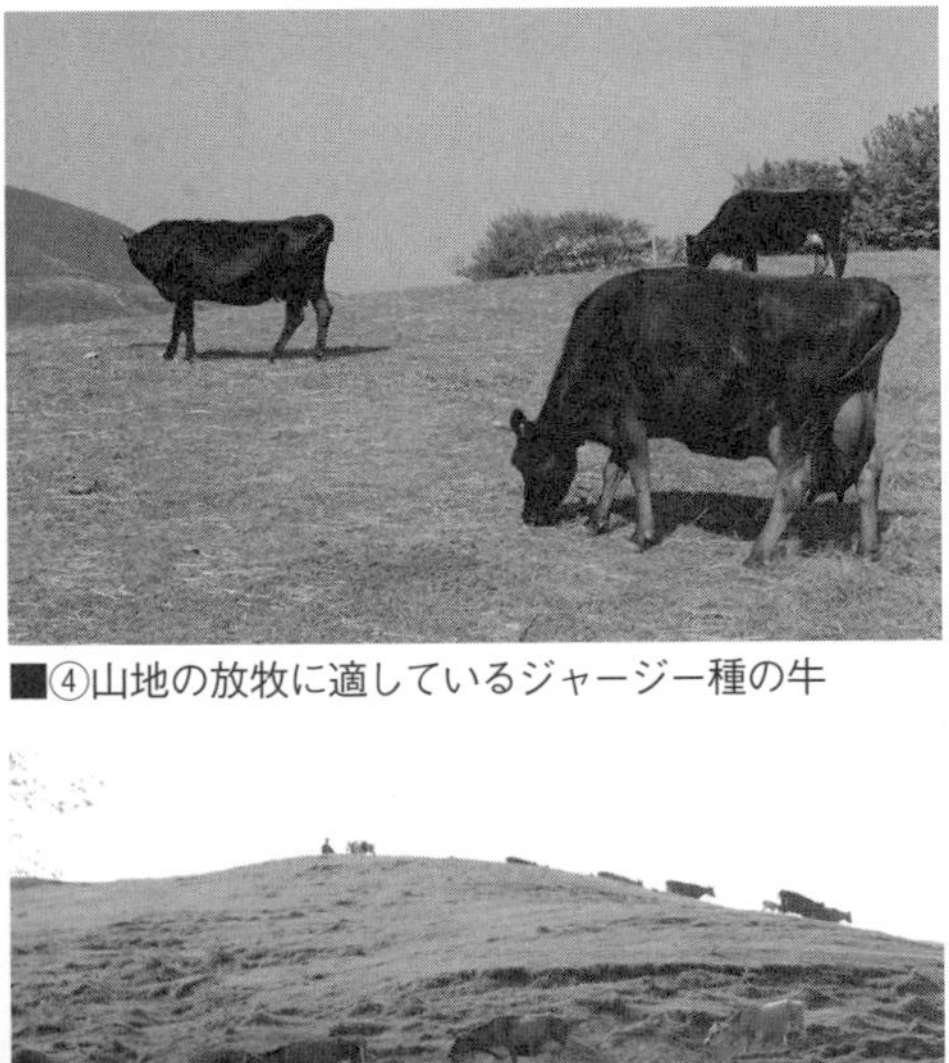

■④山地の放牧に適しているジャージー種の牛

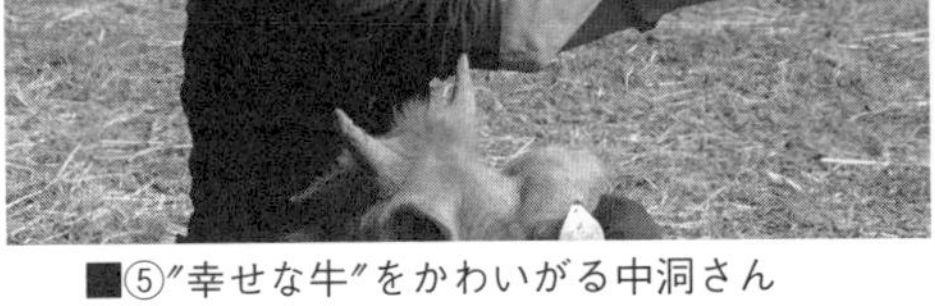

■⑤″幸せな牛″をかわいがる中洞さん

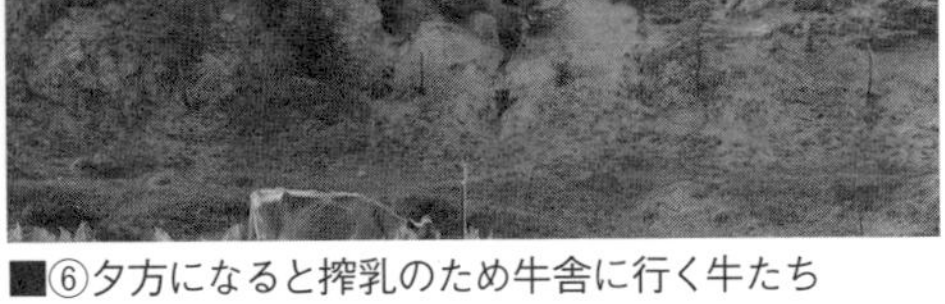

■⑥夕方になると搾乳のため牛舎に行く牛たち

牧場を歩いていると、生まれて間もない子牛が、母牛の乳房に吸い付いていました（写真③）。出産後すぐに母子を引き離してしまう牛舎飼い酪農では、見られない光景です。

「ここでは、自然妊娠で出産も牛まかせ。出産後2カ月ほどは、母牛から搾乳するのは子牛が飲み残した分だけです。牛乳は基本的に、すべて子牛のものですからね」

エコロジー牛乳で消費者と結んで

牛乳は地元の消費者に直接届け、低温殺菌（60～62度30分）で乳脂肪を均一化しないノンホモゲナイズ（上にクリーム分が浮く）の「エコロジー牛乳」。地元の乳業会社に委託した後、今は1日約300ℓの生乳全量を自前の加工場で処理。チーズやアイスクリーム、ヨーグルトなどにも加工して販売しています。

今、なかほら牧場で生産されるびん入り牛乳は、720ml1188円（税込）と高価です。「酪農は本来、ヨーロッパなどで、牛に草を食べさせて発達したもの。穀物が豊富にとれる日本では、もともと食生活に牛乳はなかったので、たくさん飲めというのは間違っています。1週間で1ℓぐらい、栄養豊かでおいしいサプリメント的飲料として飲んでほしいと思います」

なかほら牧場には、山地酪農志望の青年たちの研修が絶えません。今年、盛岡に続き横浜でも女性酪農家が誕生するとか。

「ソフトクリームなど加工品を作れば、数頭の酪農でもやっていける。牛の力を借りて山と共生する山地酪農には、自然を守り、酪農を切り拓いていく力があると思います」

◆なかほら牧場の牛乳や乳製品は、インターネット、東京の松屋銀座本店、東武百貨店・池袋店、ＪＲ名古屋タカシマヤ「星が丘テラス」で購入できる。インターネットは「なかほら牧場」で 検索

■山地酪農の牛乳・乳製品の入手先■

完全放牧で自然妊娠をおこなっている牧場です。

●斎藤牧場（斎藤晶氏）
取扱品目：牛乳
〒070-8032　北海道旭川市神居町共栄469
牛乳の注文や電話での問い合わせは「応援事務センター：横浜」へ
TEL：045-262-2667　fax：045-252-6523

●出田《いでた》牧場
〒089-0355　北海道上川郡清水町字旭山118-14
TEL：0156-69-4800　fax：0156-69-4810

●田野畑山地酪農牛乳
取扱品目：牛乳
〒028-8401　岩手県下閉伊郡田野畑村甲地
TEL：0194-34-2725　fax：0194-34-2355

●シックス・プロデュース有限会社
取扱品目：牛乳、アイスクリームなど
〒696-0103　島根県邑智郡邑南町矢上3119-3　ミルク工房四季内
TEL：0855-95-0118　fax：0855-95-0136

●山地酪農を愛する会（斎藤陽一牧場の牛乳・入手先）
取扱品目：牛乳
fax：088-856-7988　またはメール：sunai@md.pikara.ne.jp
＊メールの場合は件名に『山地酪農』を必ず入れてください。

●清水牧場チーズ工房（有限会社山岳牧畜研究）
取扱品目：チーズ、ヨーグルト、牛乳
〒390-1611　長野県松本市奈川51
TEL：0263-79-2800　fax：0263-79-2801

7

学校給食の牛乳を見直す

和食でもなぜ牛乳が付くの?

家庭栄養研究会

地産地消が進み、学校給食にも郷土食や和食献立が増えてきましたが、牛乳が必ずといっていいほど添えられています。なぜ、学校給食には毎日牛乳が出るのでしょうか。

アメリカの食糧援助で脱脂粉乳とパンの給食

第2次大戦後、餓死者を出すほどの深刻な食糧難のなか、アメリカの援助物資*で学校給食が始まりました。パンと脱脂粉乳の学校給食でしたが、弁当を持って来られない子どもたちを救い、栄養失調対策や体位向上、就学率の向上のために大いに貢献しました。

しかし、脱脂粉乳はアメリカでは飼料用として使われていた余剰物資の転用で、異物混入が相次ぎました。

1960年代、生乳への切り替えの運動が母親たちを中心に国民的なレベルで広がり、政府は酪農を振興し、学校給食の牛乳には国庫補助を付けるようになりました。

＊援助物資：ララ物資（LARA：アジア救援公認団体）と呼ばれ戦後の日本の食糧難に向けられた（46 年から 52 年まで）。その一部を使って、46 年 12 月 24 日、東京都、神奈川県、千葉県で試験的に学校給食が始められた。この日を学校給食記念日としている。

また、当時の厚生省は、「牛乳のカルシウムの吸収率はほかの食品より優れており、牛乳はカルシウム源として最適な食品である」と国民に推奨しました。そのため、カルシウムが必要な成長期の子どもの学校給食に、牛乳は不可欠なものと位置づけられました。

米飯給食が始まっても毎日出される牛乳

76年には米飯給食がスタート。和食献立は子どもに歓迎され、次々と献立が豊かになっていきました。

しかし、学校給食法の施行規則で「完全給食とは、パンまたは米飯（これらに準ずる小麦粉食品、米加工食品その他の食品を含む）、ミルク及びおかずである給食をいう」という規定は変わりませんでした。

「ちらし寿司、菜の花あえ、すまし汁」「深川めし、コマツナの煮浸し、のっぺい汁」というように米飯給食は充実していきましたが、そこには相変わらず、牛乳が付いていました。

「ご飯に牛乳という献立は食文化としておかしい」、子どもたちからも「ご飯と牛乳は合わない」、低学年の子どもたちから「汁物でおなかがいっぱいになって牛乳が飲めない」という声が上がり始めました。

そこで地域によっては、休み時間に牛乳を飲ませる試みをしたり、お茶の生産地では、和食献立のときには牛乳の替わりにお茶を出す学校も

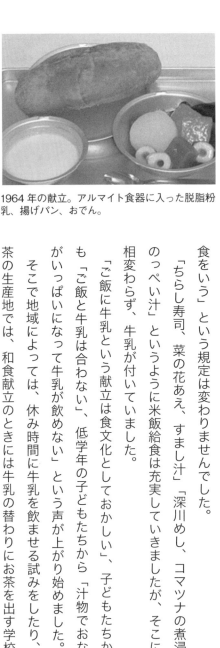

1964 年の献立。アルマイト食器に入った脱脂粉乳、揚げパン、おでん。

出てきました。

カルシウム補給を牛乳に頼る基準

80年代後半、牛乳アレルギーの子どもが増え始めると、個別対応によって牛乳を除去する学校も増えてきました。しかし、それは例外としてとらえられ、牛乳は給食に必要という基本は、今も変わっていません。牛乳アレルギーの子どもへの配慮を含め、個人の体質、体調に合わせて、給食での牛乳の自由選択を保障することも課題です。

牛乳が推奨される一番の理由は、1パック（200ml）で231mgのカルシウムが摂取できるという簡便さです。文部科学省は、1日のカルシウム摂取基準量（中学生で840mg）の50％を学校給食で補給することを目標に掲げ、牛乳を強く推奨しました。2009年になっても牛乳・乳製品からのカルシウム摂取を重視しています。

しかし、実際に国民栄養・健康調査によると、カルシウムの7割強は、野菜、豆類、穀類、魚介類などから摂取されているのです。カルシウムの吸収率は、一部の野菜や豆腐などは、牛乳より高いものがあると報告されています（5章参照）。牛乳がなくても、カルシウムの摂取は可能なのです。

学校給食でカルシウム基準量の2分の1を充足する現行基準を改

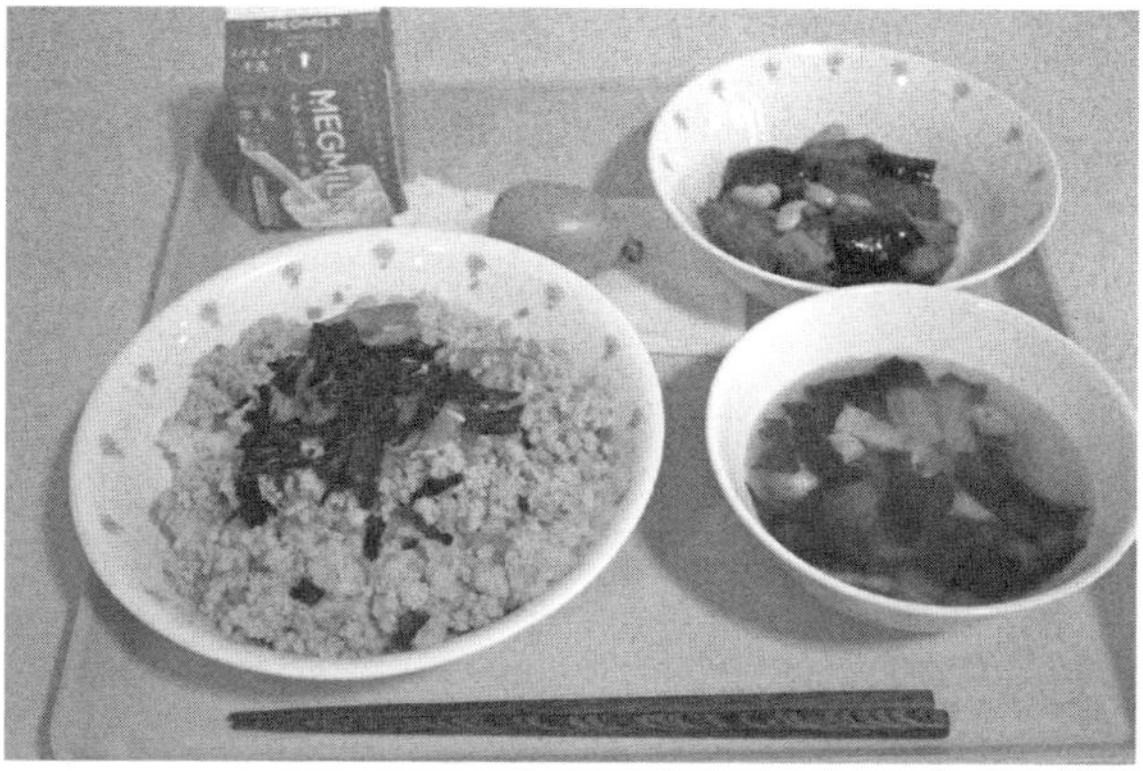

和食献立（そぼろご飯、澄まし汁、野菜の揚げ煮、ビワ）にも牛乳が

訂し、カルシウム摂取を牛乳に過度に依存せず、カルシウムを豊富に含む多様な食品からのとり方にすることも検討すべきではないでしょうか。

63年間変わらない国の施行規則の見直しを

２００５年に成立した食育基本法では、地産地消が強調されました。これを受けて文部科学省は、「郷土料理等を活用した学校給食推進事業」「伝えたい行事食」などで郷土料理や行事食の推進を掲げました。しかし、牛乳を見直す視点はなく、牛乳との併用を当たり前ととらえて、指導しています。

「ちらし寿司に牛乳」の献立では、味覚や食文化を無視したものであり、子どもたちに食育を進める教材として不適当です。

学校給食こそ、本当の伝統食や郷土料理を子どもに伝えていく場です。昨今、生活習慣病やアレルギー児、発達障害児が増えるなど、食と健康をめぐる状況が大きく変化してきています。また、貧困世帯の増加による学校給食の役割が重要性を増しています。

しかし学校給食の形態は、１９５４年に定められた国の施行規則により、「完全給食とは、給食内容がパン又は米飯（これらに準ずる小麦粉食品、米加工食品その他の食品を含む）、ミルク及びおかずである給食をいう」となっていて、63年間変わっていません。

文科省と各自治体は、牛乳を不可欠とする施行規則を見直し、毎日、牛乳を給食に出すことの是非を考える時期にきているのではないでしょうか。

8

和食文化を伝えるために牛乳を休み時間に提供

現地給食リポート① 新潟県三条市

家庭栄養研究会

2014年12月から翌年3月までの寒冷期、試験的に小中学校30校の給食での牛乳提供をやめた新潟県三条市。その後、休み時間などに牛乳を提供しています。16年3月まで同市の食育推進室長を務め、牛乳提供の見直しに尽力してきた田村直《なお》さん（管理栄養士）に、これまでの取り組みを聞きました。

コシヒカリの産地での食育——和食を正しく伝えたい

三条市は新潟コシヒカリの産地。地元のおいしい米を早くから学校給食に導入し、2008年には、すべて米飯給食にしました。和風献立が増えるなかで、保護者から「和食に牛乳は合わないのでは？」という意見が市長に寄せられたことをきっかけに、関係者が検討を始めました。

食文化としての問題のほか、とくに小学1年生は、汁物メニューの場合、牛乳を全部飲めない子がいたり、雪が降る寒い時期に冷たい牛乳が敬遠されるなどの問題がありました。

田村さんは、「子どもたちに望ましい食習慣を定着させ、正しい味覚を育てることは、学校給食の大きな役割です。外食でも和食に牛乳を付けていませんね。和食のおいしさを学校給食できちんと伝えたい」と語ります。

ミネラルや食物繊維が増え、よく噛んで食べるように

牛乳から摂取していたカルシウムやたんぱく質などを補うため、ご飯やおかずの量を増やし、カルシウムが多い小魚やゴマ、大豆製品、野菜、ヨーグルトなどをとり入れて、献立を工夫しました。牛乳を付けていたときに比べ、ミネラルやビタミン、食物繊維などの量が増え、むしろバランスが良くなりました。

その結果、「給食を残す子が減った」「ご飯やおかずを牛乳で流し込んで食べていた子が、よく噛むようになった」など、うれしい変化が生まれました。

しかし、牛乳の一時中止を試行して問題が残ったのは、カルシウムの基準量です。田村さんは「文部科学省のカルシウム基準が、1日量の半分を給食で摂取することになっています。これは牛乳を付けることを前提にした基準です。基準を満たすためには、カルシウムの多い食材に偏り、取り合わせが不自然な献立になります」と指摘。「カルシウムの基準値がもう少し低くなれば、献立に無理がなくなるのですが…」と語ります。

その後「やっぱり牛乳を学校で出してほしい」という保護者の要望があり、翌年15年度からは、昼休み後や5時間目の前などに、食事から独立したドリンクタイムとして牛乳を飲む時間を設けています。

牛乳の搬入や片づけなどの手間が別途かかりますが、給食を通じて、子どもたちに日本の食文化をきちんと伝えたいという熱意に支えられています。

■三条市の学校給食の献立例
（牛乳を付けないとき）

2015年1月19日（月）
ご飯・サクラエビふりかけ
サツマイモ入りご汁
コマツナのゴマ和え
トリのからあげ
エネルギー：633kcal
たんぱく質：27.6g
カルシウム：268mg

1月20日（火）
ご飯　おでん
サケの塩焼き　ゴママヨネーズ和え
ヨーグルト
エネルギー：792kcal
たんぱく質：34.9g
カルシウム：555mg

1月21日（水）
ご飯　納豆の五菜和え
厚揚げのそぼろ煮
シシャモのフライ
エネルギー：862kcal
たんぱく質：37.8g
カルシウム：384mg

1月22日（木）
ご飯　にな＊入りかきたま汁
うの花入りサワラの照り焼き
ヨーグルト
エネルギー：745kcal
たんぱく質：35.8g
カルシウム：469mg

1月23日（金）
ご飯　豆乳なべ
大豆と小魚の揚げ煮
厚焼き卵
エネルギー：839kcal
たんぱく質：38.1g
カルシウム：428mg

＊にな：煮菜。
新潟の郷土の食材。体菜《たいな》を塩漬けにした冬場の保存野菜

コラム5

和食献立にはお茶を添えて牛乳に替わる食材の工夫

パンと脱脂粉乳で始まった学校給食は、1990年代になり給食にご飯を主食とする和食献立が定着しても、「主食・主菜・副菜（副食）＋牛乳」方式で、牛乳は学校給食に不可欠とされていました。

しかし、ご飯、煮魚、みそ汁に200ccの牛乳パックをつけることに、違和感を拭いきれませんでした。子どもたちにも不評で、封が開けられていない牛乳パックが残菜として戻されることがたびたびありました。

牛乳をつけず お茶を出した日の献立例

1995年2月（町田市立つくし野小学校）

大豆ご飯、サンマのかば焼き風、ジャガイモの千切り炒め、ほうじ茶

麦めし、マーボー豆腐、納豆あえ、ウーロン茶

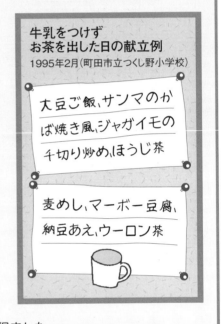

■カルシウム摂取を魚介で

そこで、職員会議やPTA役員会などの席上で、学校給食の現状を報告し、次のことを提案して支持を得ました。

①牛乳を飲みものとみなす。

②和食献立には、飲みものとして麦茶や玄米茶などを付ける。

③カルシウムは、魚介類や海藻類などを使って献立を工夫することで、所定の摂取量を達成する。

すべての和風献立ではありませんでしたが、牛乳を省いた献立は、子どもたちに抵抗なく受け入れられて好評でした。学校給食は、必要な栄養の摂取にとどまらず、子どもが食事の基本を楽しく学べることに、その存在意義があると思っています。

（元東京都の学校給食栄養士　今井まき）

9 乳製品・卵カットの和食献立でアレルギーの子も同じ給食

現地給食リポート② 北海道千歳市保育所

フリーライター（千歳市在住） 渡辺美智子

「なかよし給食」で卵・乳製品を含む料理が57品から1品に

北海道の空の玄関として知られる千歳市。市の認定こども園、認可保育所など（11カ所）では、2013年6月から、アレルギーのある子もない子も、同じ給食を食べる「なかよし給食」が実施されています。

千歳市の認可保育施設で食物アレルギーのある子どもは、6・4％（70人、2015年）にのぼります。現場では、いくつものアレルゲン物質を、個別に細かく除去する除去食の調理が煩雑化し、誤食事故への対応が急がれていました。

食物アレルギー児のうち、89％が卵か乳（牛乳・乳製品）によるアレルギーでした（乳によるアレルギーは20％）。そのため市では、「卵と牛乳・乳製品をできるだけ含まない献立」に変更することにしたのです。

その結果、昼食やおやつに使われる卵・乳製品は、「なかよし給食」導入前の5月は、24日間57品でしたが、導入後の6月は、1日のみ1品だけになりました。ただし、おやつには、牛乳アレルギーの子ども以外は、牛乳をほぼ毎日提供しています。

除去食の調理が大幅に減り、みんなで同じ給食を食べる回数が増えました（70ページ献立表参照）。調理員や保育士が目視で確認できるように、専用のトレーや色つきの食器、食札を利用するなど工夫し、調理ミスや誤配の確率が大きく下がりました。

アレルゲン物質少ない和食ー味覚形成、食育効果も

「なかよし給食」では、まず和食の献立を増やしました。「和食はアレルゲン物質が少なく、味覚形成や生活習慣病の予防にもつながる特長があります」と担当栄養士は言います。

また、市販品や加工品を減らし、手作り品を増やしました。そのため食材費は、「なかよし給食」導入前と比べ約8％減少したうえ、除去食の調理が大幅に減ったため、調理員を増員せずに対応できているといいます。

子どもたちには「食物アレルギー」について説明し、みんなが一緒に同じ給食を食べる楽しさを味わうなかで、食材や食文化への関心を高められるなど、食育も位置づけられています。

この「なかよし給食」は、誤食によるリスクを大幅に減らしただけでなく、何より子どもの命、健康を第一に考えた給食として、調理担当者、保育園、父母からも、とても喜ばれています。

献立の改善ポイント

献立の主な改善ポイントは、旬の食材を多く使い、和食の良さに洋食の良さを加えることで、基準を満たす栄養量でバランスの良い献立になっています。

○卵や乳製品は月に2日程度。目視で確認できるように工夫する
○卵や乳製品を含む加工品とつなぎは、ほかの食材（豆腐、ジャガイモ、レンコンなど）で代用
○パンは無添加に変更
○ご飯は七分づき米に変更
○人気の変わりご飯（カレーライス、ビビンバ、炊き込みご飯）を増やす
○魚料理や豆腐、野菜料理を増やす
○素材を生かした手作り料理を増やす
○旬の食材を積極的に取り入れる
○地元産の野菜や食材のみで料理する地産地消の日を設ける
○おやつは、市販の菓子類を減らし、ふかし芋、エダマメ、カボチャなど、手作りのおやつを増やす
○糖質の多いジュースの回数を減らし、お茶や麦茶を増やす

乳を抜いた献立の見直し例（料理名：コーンクリームスープ）

	献立内容	材料	栄養価（抜粋）
旧献立	乳を含む献立（バター、牛乳、コンソメ、シチューの素）	バター2g、牛乳30g、コンソメ1g、シチューの素3g、コーンクリーム缶20g、玉ねぎ15g、小麦粉2g、パセリ0.3g	エネルギー 74kcal たんぱく質 2.1g 脂質 3.2g ナトリウム 253mg カルシウム 48mg 鉄 0.1mg
新献立	乳を含まない献立（豆乳、鶏がらだし等を使用）	豆乳70g、上新粉3g、鶏がらだし1g、食塩0.3g、こしょう0.01g、サラダ油2g、コーンクリーム缶20g、玉ねぎ10g、パセリ0.3g	エネルギー 84kcal たんぱく質 3.2g 脂質 3.5g ナトリウム 170mg カルシウム 15mg 鉄 0.9mg

＊公立も民間も統一献立（各所で調理）

（千歳市保健福祉部のパンフレットより）

コラム6

子どもの健康を考慮して牛乳を出さない保育園

牛乳アレルギー児が多いこと、牛乳を飲まないほうが、子どもの体調が良いという長年の経験から、保育園の給食で牛乳をいっさい出していない保育園があります。

たとえば、横浜市の苗場保育園では、アレルギーを起こしやすい卵も控え、飲み物は麦茶。カルシウム補給として、おやつに毎回煮干しが付きます。ご飯とみそ汁の和食中心で、牛乳なしでも栄養基準量を充足しています。

千葉県大網白里市のこなか保育園でも、和食を基本に牛乳と卵抜きの給食。神奈川県座間市の麦っ子畑保育園では、魚でも体調を崩す子がいることから、動物性抜きの給食。病気知らずで元気いっぱい！いずれも『食べもの通信』の読者です。

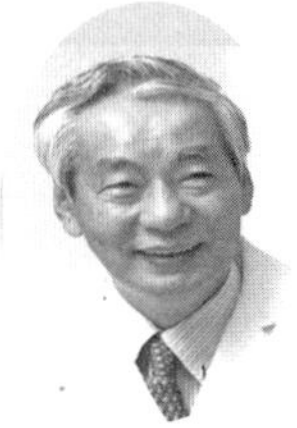

プロフィール◉済陽高穂（わたよう たかほ）：東京都板橋区・西台クリニック院長。1970年、千葉大学医学部卒業後、東京女子医科大学消化器病センターに入局。米国テキサス大学に留学後、東京女子医科大学助教授に。都立荏原病院外科部長、都立大塚病院副院長を経て08年、三愛病院医学研究所所長。同年11月より現職

10 豆乳ヨーグルトのすすめ

西台クリニック院長
済陽高穂《わたようたかほ》

豆乳ヨーグルトを知っていますか？　まだ流通量が多くないので、皆さんなじみが薄いかもしれません。

ヨーグルトは牛乳を乳酸菌で発酵させた食品ですが、豆乳ヨーグルトは、大豆から作られた豆乳に、乳酸菌を繁殖させたものです。ヨーグルトも豆乳ヨーグルトも乳酸菌による発酵食品で、発酵食品ならではの健康効果が期待できます。

免疫機能を高め腸内環境を整える

ヨーグルトが健康食品といわれる理由は、二つあります。一つは、乳酸菌がもつ免疫機能を高める作用です。リンパ球などの免疫細胞を増やすことで、抵抗力をつけることができるのです。

免疫機能とは、細菌やウイルスなどの病原体や、がん細胞などとたたかうために、人体に

備わった防衛機能です。乳酸菌は小腸にあるパイエル板というリンパ組織を刺激して、免疫機能を直接高める働きをします。

もう一つは、乳酸菌がもつ腸内環境を整える作用です。腸内の悪玉菌の繁殖を抑えて、腸内を健康に保つ働きがあります。

人間の腸には、100兆個を超える腸内細菌がすんでいると、いわれています。腸内細菌には、乳酸菌やビフィズス菌などの善玉菌、大腸菌やウェルシュ菌などの悪玉菌、その中間的な位置にいる日和見菌（善玉菌が多いと善玉菌になびき、悪玉菌が多いと悪玉菌になびく性質がある）があります。

悪玉菌は体内で有害な物質を作り出すので、私たちは日々の食生活を通じて善玉菌を増やし、悪玉菌を減らすように心がける必要があります。

乳酸菌を摂取することは取りも直さず、この善玉菌を増やすことにつながり、腸内環境を整えて健康を維持することになるのです。

発酵の力で原料を分解―体にやさしい健康食

この二つの作用に加えて、乳酸菌は牛乳や豆乳の栄養素を消化・分解することで、ヒトの体内で消化・吸収しやすくします。

たとえば、牛乳を飲むとおなかがゴロゴロしたり、下痢をする「乳糖不耐症」の人がいます。これは、牛乳に含まれる乳糖（糖質）を消化する酵素を体内で作れない人に起こる症状です。

しかし、ヨーグルトは同じ乳製品でも、発酵の段階で乳酸菌が乳糖を消化・分解するので、乳糖不耐症の現象は起こりません。

ヨーグルトや豆乳ヨーグルトに含まれる乳酸菌は、このように原料となる牛乳や豆乳の栄養素を消化・分解してくれるため、安心して食べることができるのです。

さらに、両者ともに発酵食品としての数々の効能もあることから、体にやさしく優れた健康食品といえるのです。

ヨーグルトの原料に注意—入手しにくい良質の牛乳

しかし、牛乳から作られるヨーグルトは、無条件に健康食品として取り入れるには、少々問題があります。原料の牛乳の質に注意する必要があるからです。

放牧酪農など、広い牧場で健康的に育てられた牛ならいいのですが、牛舎で過密した状態で飼われ、運動も日光浴も不足しがちな牛は、抗生物質などの薬剤投与が多くなりがちです。

もちろん、良質な牛乳から作られたヨーグルトも、市販されています。しかし高価で、手に入りにくいことを考えると、私は豆乳ヨーグルトをお勧めします。

50余年にわたる乳酸菌発酵の研究者も、むしろ豆乳ヨーグルトを勧めておられます。

がん抑制力のある大豆—乳酸菌の利点と高栄養

「畑の肉」ともいわれる大豆から作られる豆乳は、カルシウムは、牛乳の7分の1しかありませんが、牛乳に勝るとも劣らない栄養素を含んでいます。豆乳ヨーグルトは安心して、乳酸菌の利点と豆乳の豊かな栄養素を取り入れることができるのです。

さらに、大豆から作られた豆乳には、大豆イソフラボンが豊富に含まれています。大豆イソフラボンには、乳がんや前立腺がんの抑制効果やコレステロール低下効果など、さまざまな健康効果があることがわかっています。

健康効果を期待してヨーグルトを摂取するなら、豆乳ヨーグルトが安心です。

■豆乳ヨーグルトには乳酸菌の利点と栄養素がこんなにいっぱい

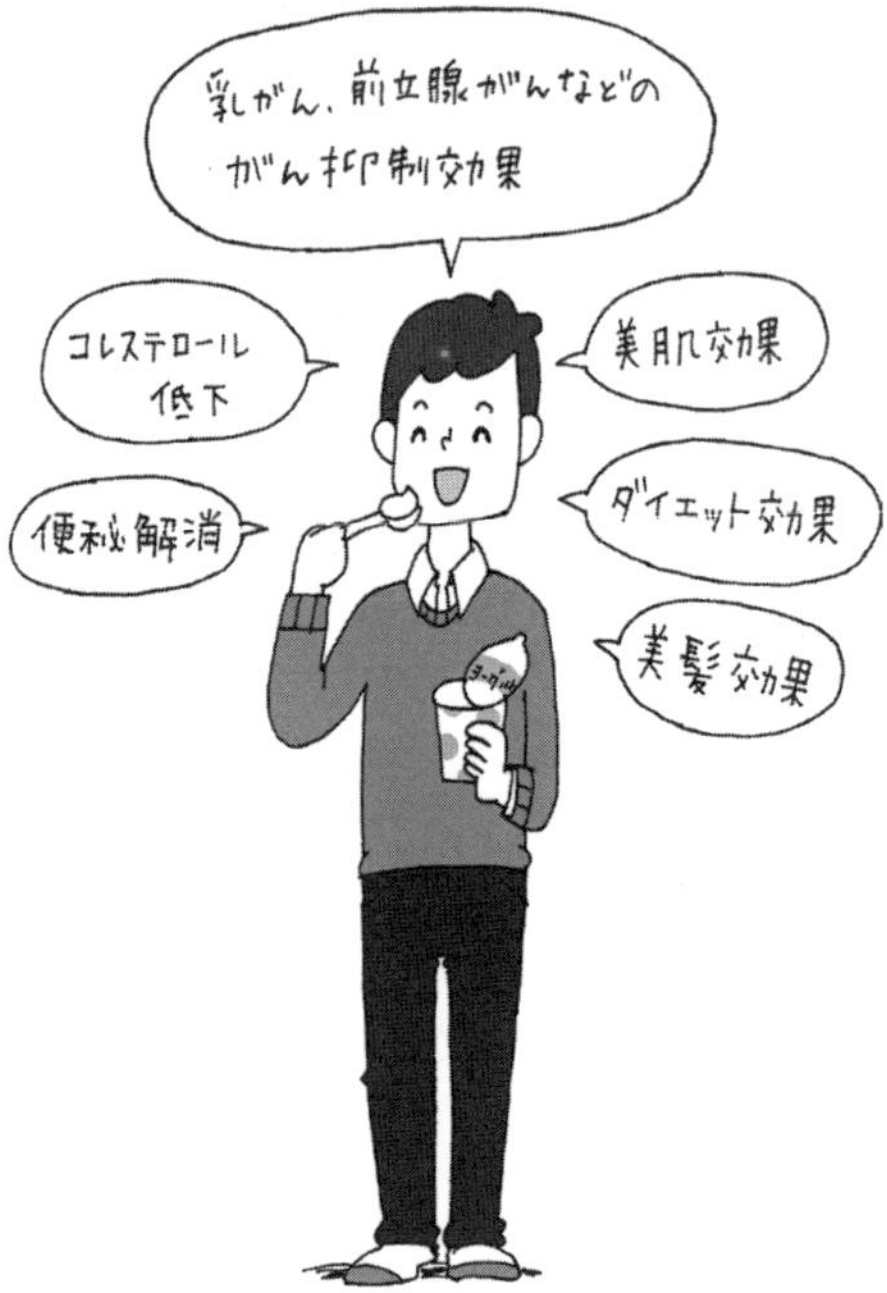
乳がん、前立腺がんなどのがん抑制効果
コレステロール低下
美肌効果
便秘解消
ダイエット効果
美髪効果

図　みんなで牛乳のこと考えて！

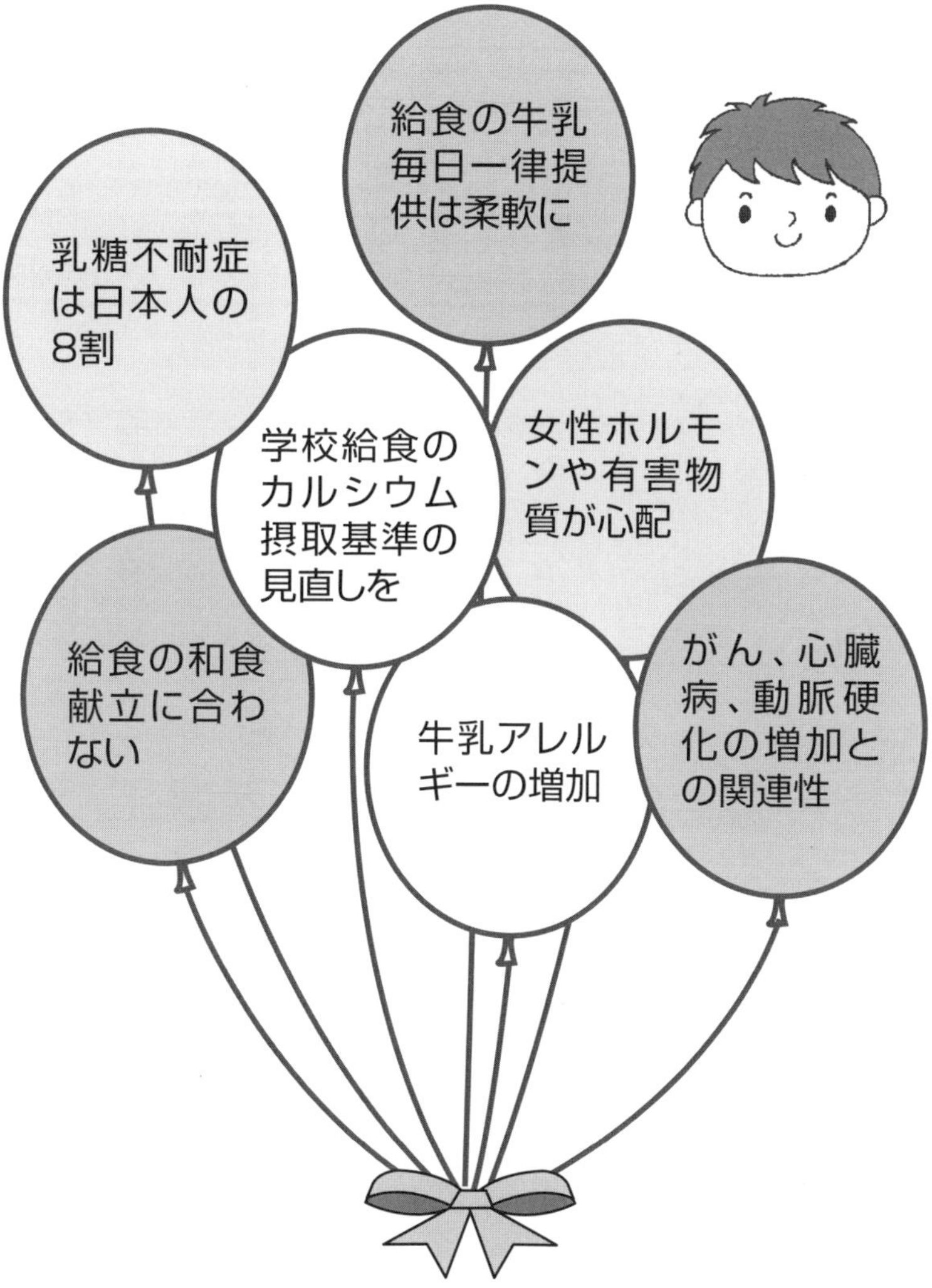

（作成：家庭栄養研究会）

あとがきにかえて

本書をお読みいただきありがとうございます。

家庭栄養研究会は、「心と体と社会の健康を高める食生活への提言」を指針として、つぎの五つの視点から食の問題を考えています。①安全性、②栄養・健康、③食文化、④食教育、⑤食料自給です。

牛乳に関しても、この五つの視点から、牛乳が「健康に良い」と推奨されてきたことに対して、以前から疑問を投げかけてきました。

しかし、高齢者や忙しい人にとって、手軽な栄養補給の役割を果たしている側面もあります。当会では、良質な牛乳を体質や体調に合わせて、とり方を工夫することが大切と考えています。

一方、子どもたちの給食では、牛乳が毎日提供されています。牛乳を不可欠とする学校給食法施行規則は、これほど食生活が変化してきているにもかかわらず、63年前（１９５４年）から変更されていません。この学校給食法施行規則を、見直す時期にきているのではないでしょうか。

いま、牛乳に関して、本書で紹介したような新しいデータや指摘が国内外から出されています。今後、生産のあり方を含め、牛乳についての論議が進むことを願っております。

家庭栄養研究会

参考図書

鈴木宣弘著『牛乳が食卓から消える？ 酪農危機をチャンスに変える』筑波書房、2016年
ノバク・ジョコビッチ著、タカ大丸 訳『ジョコビッチの生まれ変わる食事』三五館、2015年
佐藤章夫著『牛乳は子どもによくない』PHP新書、2015年
内山葉子著『子どもの病気は食事で治す』評言社、2014年
島田彰夫著『伝統食の復権－栄養素信仰の呪縛を解く』不知火書房、2011年
フランク・オスキー著、弓場隆 訳『なぜ「牛乳」は体に悪いのか―医学界の権威が明かす．牛乳の健康被害』東洋経済新報社、2010年
ジェイン・プラント著、佐藤章夫 訳『乳がんと牛乳ーがん細胞はなぜ消えたのか』径書房、2008年
小寺とき著『本物の牛乳は日本人に合う』農文協、2008年
中洞正著『幸せな牛からおいしい牛乳』コモンズ、2007年
古庄弘枝著『モー革命　山地酪農で「無農薬牛乳」をつくる』教育史料出版会、2007年
『牛乳は体に悪いのか―誰も知らなかった「国民食品」牛乳のつくられ方 』別冊宝島1453ムック、2007年
角田和彦著『アレルギーっ子の生活百科第三版』近代出版、2005年
フランク・オスキー著、弓場隆 訳『牛乳には危険がいっぱい？』東洋経済新報社、2003年
島田彰夫著『食と健康を地理からみると―地域・食性・食文化』農文協、1988年

月刊『食べもの通信』
2016年4月号特集「発達障害　食事療法からのアプローチ」
2011年7月号特集「ここが心配 学校給食の牛乳－子どもの健康に本当に良いのか」

■執筆者一覧（掲載順）

角田和彦・太田展生・内藤眞禮生・佐藤章夫・水野玲子・本村槙子・蓮尾隆子・矢吹紀人・家庭栄養研究会・渡辺美智子・済陽高穂

■家庭栄養研究会の紹介

家庭栄養研究会は、食の安全と日本の伝統的食文化に根ざした健康的な生活の実現をめざして、1969年に発足しました。「心と体と社会の健康」を高める食生活の提言を会活動の指針にして、家庭の食や健康問題、食の安全、食糧生産、環境や平和の問題まで、会員・読者・生産者と交流を重ねながら研究・学習・提言活動をおこなっています。

会が編集する月刊『食べもの通信』は、1970年創刊。消費者、生産者、研究者などに最新の食情報を提供する雑誌として高く評価されています。

●学習会開催　●講師の派遣　●各地の読者交流会開催

●ご入会、プロジェクトチームへの参加、本書の内容に関するお問い合わせは下記へ。

ホームページをご覧ください。 検索 食べもの通信

〒101-0051東京都千代田区神田神保町1-44
TEL 03-3518-0624　FAX 03-3518-0622
メール：tabemono@trust.ocn.ne.jp

牛乳のここが知りたい　気になる女性ホルモン、がんリスク

2017年2月24日　第1刷発行
2020年3月25日　第2刷発行

編　者　家庭栄養研究会
発行者　千賀ひろみ
発行所　株式会社食べもの通信社
〒101-0051東京都千代田区神田神保町1-44
電話 03(3518)0621／FAX 03(3518)0622
ホームページ http://www.tabemonotuushin.co.jp/
発売元　合同出版株式会社
〒101-0051東京都千代田区神田神保町1-44
印刷・製本　新灯印刷

■刊行図書リストを無料進呈いたします。
■落丁・乱丁の際はお取り換えいたします。

ISBN 978-4-7726-7704-2 NDC 596 210×148